센트리얼
필라테스 **해부학**

센트리얼 필라테스 해부학
Centreal Pilates Anatomy

저자 • 엄성흠, 이재석, 노호성, 한상엽

초판 발행 • 2024년 11월 10일
발행처 • 대한미디어
등록번호 • 제2-4035호
전화 • 02-2267-9731
팩스 • 02-2271-1469
홈페이지 • www.daehanmedia.com
ISBN 978-89-5654-567-7 93690
정가 18,000원

ⓒ 엄성흠, 이재석, 노호성, 한상엽 2024
※ 이 책은 저작권법에 의하여 보호받는 저작물이므로 무단 전재하거나 복제하여 사용할 수 없습니다.

센트리얼 필라테스 해부학
Centreal Pilates Anatomy

| 저자 |

엄성흠 · 이재석 · 노호성 · 한상엽

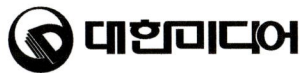

센트리얼 필라테스 해부학

1장 | 필라테스의 해부학적 기본 지식과 원칙
01 필라테스의 해부학적 기본 지식 — 10
02 6가지 필라테스 원칙 Principles of Pilates — 12

2장 | 척추, 호흡, 코어, 신체 정렬을 위한 필수해부학
01 신체의 근골격계 — 20
02 척추 spine — 22
03 하지근 — 30
04 신체 정렬 — 33
05 호흡의 과학 — 36

3장 | 스트레칭을 위한 필수해부학
01 가자미근 스트레칭 Soleus Stretching — 46
02 건 스트레칭 Tendon Stretching — 48
03 햄스트링 스트레칭 Hamstring Stretching — 50
04 기립 무릎 굴곡근 스트레칭 Standing Knee Flexor Stretching — 52
05 고관절 굴곡근 스트레칭 Hip Flexor Stretching — 54
06 대퇴사두근 스트레칭 Quadriceps Stretching — 56
07 엉덩이 및 등 신근 스트레칭 Hip & Back Extensor Stretching — 58
08 고관절 외회전근과 등 신전근 스트레칭 Hip External Rotator & Back Extensor Stretching — 60
09 하부 몸통 측면 굴곡근 스트레칭 Lower-Trunk Lateral Flexor Stretching — 62
10 삼두근 스트레칭(Triceps Stretching) — 64
11 손목 신전 스트레칭 Wrist Extensor Stretching — 66

Centreal Pilates Anatomy

12 어깨 굴근 스트레칭 Shoulder Flexor Stretching　　　　　　　　　　　70
13 어깨 외전근 스트레칭 Shoulder Abductor Stretching　　　　　　　　72
14 목 굴근 및 회전 스트레칭 Neck Flexor and Rotation Stretching　　　74

4장 | 필라테스 운동을 위한 필수해부학

01 헌드레드 Hundred　　　　　　　　　　　　　　　　　　　　　　80
02 싱글 레그 서클 Single Leg Circle　　　　　　　　　　　　　　　　82
03 싱글 레그 뻗기 Single Leg Stretch　　　　　　　　　　　　　　　85
04 더블 레그 뻗기 Double Leg Stretch　　　　　　　　　　　　　　　87
05 싱글 스트레이트 레그 뻗기 Single Straight Leg Strech　　　　　　89
06 사이드 킥 Side Kick　　　　　　　　　　　　　　　　　　　　　　92
07 옆으로 누운 운동: Hot Potatoes와 다리 서클　　　　　　　　　　94
08 롤업 Roll-Up　　　　　　　　　　　　　　　　　　　　　　　　96
09 공처럼 굴러가기 Rolling Like a Ball　　　　　　　　　　　　　　98
10 척추 트위스트 Spine Twist　　　　　　　　　　　　　　　　　　100
11 고양이 스트레칭 Cat Stretch　　　　　　　　　　　　　　　　　103
12 백조 준비 Swan Preparation, 백 익스텐션　　　　　　　　　　　105
13 싱글 레그 킥 Single Leg Kick　　　　　　　　　　　　　　　　　108
14 더블 레그 킥 Double Leg Kick　　　　　　　　　　　　　　　　110
15 골반 리프트 Pelvic Lift　　　　　　　　　　　　　　　　　　　113
16 푸시업 Push-Up　　　　　　　　　　　　　　　　　　　　　　115
17 수영 Swimming　　　　　　　　　　　　　　　　　　　　　　117

부록 | 측정 평가　　　　　　　　　　　　　　　　　　　　　122

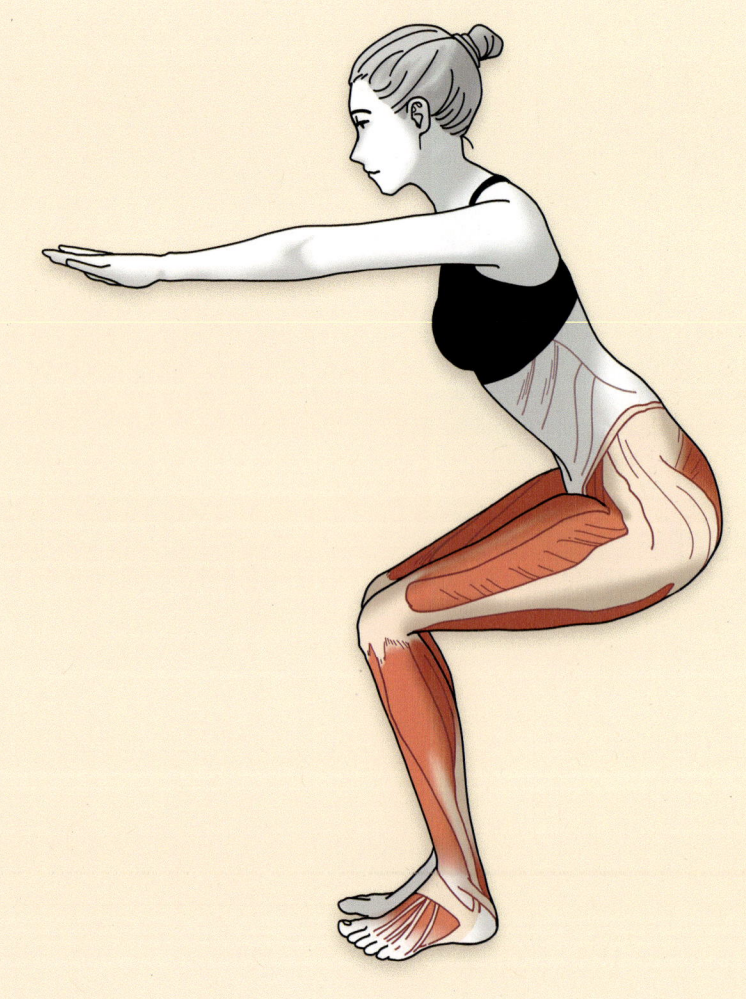

센트리얼 **필라테스** 해부학

CHAPTER I

필라테스의 해부학적 기본 지식과 원칙

필라테스(Pilates 또는 Contrology)는 1910년대 중반기를 전후한 제1차 세계 대전 중에 조셉 필라테스(Joseph H. Pilates)가 전쟁포로들의 운동 부족과 재활 치료, 정신 수련을 위해 고안하였다. 'Contrology'는 'control'과 '-logy'의 합성어로 '근육을 완전히 제어하고 몸을 완벽하게 조종하는 능력'을 의미한다.

그가 강조하여 표현한 원래 형태의 필라테스는 삶의 모든 측면에 통합되도록 고안된 시스템이었다. 필라테스의 모든 운동의 본질은 근력과 유연성 사이의 완벽한 균형이다. 필라테스 운동은 근육을 강화하는 동시에 스트레칭하는 것이 목표이기 때문에 다른 유형보다 눈에 띈다.

조셉 필라테스가 자신의 방법에 대한 원리를 구체적으로 명시하지는 않았지만, 해부학적 기본지식과 6가지 원칙을 따르면 안전을 유지하면서 이러한 모든 이점을 얻을 수 있다.

1
필라테스의 해부학적 기본 지식

필라테스 운동은 몸 전체를 운동하며 각 동작의 반복 횟수는 제한되어 있다. 몸을 지치게 하려는 의도가 아닌, 신체 각 부분에 혈액순환을 제공하려는 의도이며, 이는 적절한 호흡을 통해서 달성된다. 이 운동의 목적은 근육을 강화하고 동시에 스트레칭하여 근육에 올바른 산소공급을 제공하는 것이다. 운동이 끝난 후에는 활력과 편안함을 동시에 느껴야 하며, 행복감을 느껴야 한다. 이 모든 것은 효과적인 필라테스 운동의 필수 요소이다. 가끔 필라테스 강사들 간의 적절한 교육이 부족하여 일부 이점을 상실하는 경우가 많다. 예를 들어 특정 참가자(일반적으로 여성이 많음)에게 '식스팩'은 몸 전체에 비해 신체의 한 부위를 지나치게 강조함으로써 필라테스 운동에 대한 잘못된 접근 방식을 나타내는 경우 중 일부이다. 건강과 적절한 기능에 대한 전체 필라테스 시스템의 강조가 사라지고 복부는 순전히 미적인 부분이 된다.

필라테스 방법은 몸 전체와 코어를 적절하게 운동시키는 데 매우 효과적이다. 일부 신체 영역을 다른 영역보다 불필요하게 강조할 때 발생하는 문제는 신체 전체가 적절하게 균형을 이루고 조절되지 않는다는 것이다. 필라테스는 몸 전체, 특히 자세 균형을 유지하는 더 작고 깊은 근육을 사용한다. 필라테스의 핵심 개념 중 하나는 몸의 중심에 있는 코어의 개념이다. 코어 근육에는 복직근(rectus abdominis), 경사근(obliques), 다열근(multifidus), 복횡근(transversus abdominis), 골반저근(pelvic floor), 횡격막(diaphragm), 둔부(gluteal) 및 요근(psoas)이 포함된다. 복횡근은 가장 깊은 근육 중 하나이며, 허리/하복부 주위에 위치한 복부 근육으로, 그 기능은 주로 자세이다. 또한, 특히 크게 숨을 내쉴 때 호흡에도 도움이 된다. 이 근육은 척추를 보호하기 위해 사지의 움직임과 관련하여 자동으로 활성화된다. 필라테스에서는 복횡근이 각 운동이 시작되기 전에 당기는 등척성 수축을 통해 의식적으로 활성화되며, 복부의 적절한 기능을 향상시키기 위해 강제로 숨을 내쉰다.

코어 근육의 더 깊은 근육은 척추 안정성과 요추, 골반 안정성에 매우 중요하다. 복횡근과 내부 및 외부 경사근은 몸통 안정성과 균형에 중요하다. 복횡근 및 다열근(척추에 부착된 심부 근육)과 같은 심부 몸통 근육의 활성화 부족이나 조절 불량으로 인해 자세 균형이 강화되고 결과적으로 낙상의 위험이 줄어든다.

필라테스에서 특히 강조하는 또 다른 중요한 개념은 어깨의 안정화를 의미하는 '2차 근육'이다. 2차 근육의 기능은 운동 중 상지 주변의 효율적인 움직임을 안정화하고 향상시키는 것이다. 여기에는 하부 승모근(lower trapezius), 전거근(serratus anterior), 광배근(latissimus dorsi), 가슴 근육(pectorals) 및 목 굴근(neck flexors)이 포함된다.

잘못된 필라테스 수업에서는 집중력 부족, 과도한 반복 횟수 등으로 인해 복횡근이 제대로 활성화되지 않을 수 있으며, 그 결과 복직근과 같은 복부 표면만 강조될 수 있다. 복횡근을 제대로 활성화하지 못하면 요추와 골반 안정성, 척추 안정성 및 균형에 대한 필라테스의 중요한 이점 중 일부를 잃게 된다.

2
6가지 필라테스 원칙
Principles of Pilates

1) 집중 Concentration

Concentrate on the correct movements each time you exercise, lest you do them improperly and thus lose all the vital benefits of their value.

Joseph H. Pilates

운동할 때마다 올바른 동작에 집중하십시오. 부적절하게 수행하여 그 가치의 모든 중요한 이점을 잃지 않도록 하십시오.

조셉 H. 필라테스

집중은 "단일 목표(이 경우에는 주어진 필라테스 운동의 숙달)에 대한 주의의 방향"으로 정의한다. 이를 달성하기 위해서는 몸 전체에 집중하고 모든 운동을 통해 정렬을 유지해야 하며, 모든 움직임에 호흡을 조화시켜 더욱 효과적으로 만들어야 한다. 움직이는 특정 근육에 주의를 집중함으로써 신체가 특정 움직임을 통해 어떻게 효과적으로 사용되는지 알아차리고 시간이 지남에 따라 이러한 움직임을 개선하는 것을 목표로 할 수 있다. 처음에는 동시에 여러 측면에 초점을 유지하고 신체를 성공적으로 조절하기가 어려울 수 있지만, 연습을 반복하면 점차 쉬워지고 신체는 무의식적으로 움직임 패턴을 배우기 시작한다. 필라테스는 개인의 현재 기술 수준에 따라 동작을 최대한 정확하게 실행하기 위해 집중력이 필요하다.

몸 전체에 집중하면 모든 움직임에서 정렬이 얼마나 중요한지 이해하고 신체 부위가 서로 어떻게 연결되어 있는지 알 수 있다. Alan Menezes는 "집중하는 법을 배우는 첫 번째 단계는 신체의 모든 부분의 위치가 매우 중요하며 우리의 모든 움직임과 위치가 서로 연결되어 있다는 것을 깨닫는 것이다"라고 설명하였다. 필라테스에서는 팔다리의 경우 코어가 활성화되어 신체를 안정시키고 척추를 보호한다.

예를 들어 팔을 움직일 때 코어의 활성화는 척추를 보호할 뿐만 아니라 척추의 정렬을 촉진한다. 척추를 올바르게 정렬하면 견갑골을 더 효과적으로 정렬할 수 있으며 머리의 균형을 적절하게 유지하고 목의 긴장을 피할 수 있다.

2) 조절 Control

> *Study carefully. Do not sacrifice knowledge to speed in building your solid exercise regime on the foundation of Contrology.*
>
> *Joseph H. Pilates*

> 주의 깊게 공부하세요. Contrology를 기반으로 탄탄한 운동 체제를 구축하는 데 속도를 내기 위해 지식을 희생하지 마십시오.
>
> 조셉 H. 필라테스

필라테스에 집중하면 조절이 가능해진다. 조절이란 "주어진 행동의 실행을 규제하는 것"으로 정의되고 기술을 익히는 데는 정교한 조절이 필요하다. 단호한 동작의 모든 측면을 조절하면 동작의 효율성이 높아지지만, 조절이 부족하면 엉성함과 잠재적인 부상이 발생할 수 있으며, 우리의 일상생활에도 영향을 미친다. 또한, 그들은 "조절 수준이 높을수록 오류가 점점 더 적어지고… 적은 노력을 사용하고 과도한 근육 긴장을 피하면서 여러 번의 시도를 통해 운동을 성공적으로 재현할 수 있는 능력이 향상된다"라고 하였다. 조절을 연습하면 더욱 정교한 운동프로그램이 만들어진다. 조절을 개선하면 "적은 의식적인 주의를 기울여 운동프로그램이 실행될 수 있으므로 필요할 때만 미세한 세부 사항에 주의를 기울이고 미세한 조정을 할 수 있다"라고 강조하였다. 신체는 운동 감각 정보를 학습하여 단일 집중 상태가 아닌 인식 상태에서 그 과정에서 마음이 더 편안해질 수 있도록 하여 마음이 표현과 같은 다른 측면에 더 집중할 수 있도록 한다.

3) 정확성 Precision

Contrology only demands that you conscientiously, faithfully and without deviation obey the instructions accompanying the exercises and keep your mind wholly concentrated on the purpose of the exercises as you perform them.

Joseph H. Pilates

Contrology는 훈련에 수반되는 지침을 성실하고 충실하며 일탈없이 따르고 수행하는 동안 훈련의 목적에 정신을 완전히 집중할 것을 요구한다.

조셉 H. 필라테스

정확성은 "동작이 실행되는 정확한 방법"으로 정의하며 이 원칙은 필라테스를 다른 유형의 운동법과 구분할 때 중요한 개념이다. 운동 자체는 다른 운동 시스템과 크게 다르지 않지만, 최적의 실행이 필요하다. 올바른 움직임이 무엇인지 이해하고 정확성을 얻기 위해 조정이나 교정을 할 수 있으려면 정신적 피드백이 필요하다. 높은 수준의 정확성은 특정 운동을 성공적으로 수행하고 그로부터 더 큰 이점을 얻는 것과 관련이 있다. 정확성은 더 작거나 더 깊은 근육에 접근하고 작동할 수 있게 해주고, 더 큰 근육이 우세하기 때문에 느끼기 어렵다. 즉, 근육을 분리해서 활성화하는 것, 동시에 필요한 근육을 통합하여 움직임을 일으키는 것과 관련 있다.

4) 중심화 Center

Self-confidence, poise, consciousness of possessing the power to accomplish our desires, with renewed lively interest in life are the natural results of the practice of Contrology.

Joseph H. Pilates

> 자신감, 균형감, 욕망을 성취하는 힘을 갖고 있다는 의식, 삶에 대한 새로운 활력 넘치는 관심은 Contrology 실천의 자연스러운 결과이다.
>
> 조셉 H. 필라테스

중심화의 개념은 물리적이고 난해하며 심지어 신비로운 의미를 내포하고 있다. 필라테스에서 중심은 신체의 물리적 위치를 의미한다. 신체의 중심은 질량의 모든 입자가 균등하게 분포되는 단일 지점, 즉 신체가 매달릴 수 있고 모든 방향에서 완전히 균형을 이루는 지점이다. 팔을 옆으로 내리면 평균적인 사람의 중심은 두 번째 천골 척추 바로 앞에 위치하며 신장의 약 55%에 위치에 해당한다.

필라테스에서는 중심화를 발전소에 비유한다. 필라테스의 모든 운동은 강력한 힘을 발휘하며, 세션이 진행되는 동안뿐만 아니라 일상생활과 활동에서도 신체 중심에 계속 연결하거나 주의를 집중하는 것이 필요하다. 중심에 참여하면 균형과 자세가 향상되고 부상 위험이 줄어든다. 결과적으로 중심에 대한 인식을 만드는 것은 명상과 유사한 효과를 낳는다. 명상을 통해 사람은 현재에 집중하고, 안정감과 통제력을 느낄 수 있다.

5) 호흡 Breathing

> *Breathing is the first act of life, and the last.*
>
> *Joseph H. Pilates*

> 호흡은 생명의 첫 번째 행위이자 마지막 행위이다.
>
> 조셉 H. 필라테스

호흡은 세 가지 주요 기능, 즉 몸 전체에 영양분을 운반하는 것(재생 에너지), 독소를 제거하고 체력을 증가시키는 것 등을 설명한다. 몸의 정화와 에너지의 재생은 필라테스에 의해 "혈액순환을 통한 신체적인 내부 청소"로 설명되었다. 《Contrology를 통한 삶으로의 복귀》에서 조셉 필라테스는 수련자들에게 "젖은 천에서 물 한 방울을 짜내는 것과 같은 방식으로 폐에서 불순한 공기의 모든 원자를 짜내라!"라고 명확하게 지시하였다. 그는 또한 "진정한 심장 조절은 심장의 긴장을 줄이고 혈액을 정화하며 폐를 발

달시키는 올바른 호흡을 따르는 것"이라고 설명하였다.

호흡은 필라테스의 모든 원리를 연결하는 가장 기본적인 원리 중 하나이다. 올바르게 호흡하려면 먼저 집중력, 정확성 및 제어가 필요한 폐의 전체 용량을 사용하는 방법을 배워야 한다. 연습을 통해 호흡은 더 효율적이고 원활해지며 호흡을 단축하거나 어떤 식으로든 방해하는 스트레스 및 기타 요인을 제어할 수 있다. 올바른 호흡은 발전소에 관여하며 무게중심과 연결된다.

운동 시 어려움에 직면할 때 호흡이 중단되는 유사한 과정이 나타난다. 일반적으로 사람들은 운동의 가장 중요한 부분에서 숨을 참는 경우가 많다. 숨을 쉴 때 우리 몸은 특히 흉부 상부와 경추 부위(목과 경추)에 막대한 양의 신체적 긴장을 가하게 된다. 운동하는 동안 숨을 참으면 압력솥 내부에 압력이 생기는 것과 비슷한 상황이 발생한다. 결과적으로 우리는 에너지를 낭비하고 불필요한 노력을 하여 근육을 효율적으로 사용하지 못하게 된다.

어떤 활동을 하든 어려운 상황에서 호흡을 멈추는 것은 신체의 자연스러운 반응이다. 필라테스에서는 움직임을 돕거나 향상시키기 위해 의도적으로 호흡이 특정 움직임과 조화를 이룬다. 움직임을 준비하기 위해 항상 들숨이 있으며 일반적으로 다음 움직임이 일어나기 직전에 코어를 활성화하고 척추를 보호하며 움직임을 더욱 효과적으로 만들기 위해 숨을 내쉬게 된다. 예를 들어 등을 대고 누운 자세에서 위로 굴러 올라가는 롤업은 직전에 숨을 내쉬고 롤업하는 동안 계속해서 숨을 내쉬고 운동의 가장 어려운 부분에서 더 많은 공기를 밀어내면 운동이 더 쉬워진다. 숨을 내쉬면 코어가 적절하게 결합하여 롤업을 돕는 데 필요한 깊은 코어 근육이 활성화된다. 필라테스에서 들숨은 손을 뻗거나 늘리는 것과 관련이 있는 경우가 많으며, 숨을 내쉬는 것은 수축, 끌어당기기, 구부리기 및 코어 연결과 관련이 있는 경우가 많다.

6) 흐름 Flow

Contrology is designed to give you suppleness, natural grace, and skill that will be unmistakably reflected in 'all you do'.

Joseph H. Pilates

> Contrology는 '당신이 하는 모든 일'에 틀림없이 반영될 유연성, 자연스러운 우아함, 기술을 제공하도록 설계되었다.
>
> 조셉 H. 필라테스

흐름은 "동작이 부드럽고 중단 없는 움직임의 연속성"을 말하며, 흐름에는 움직임에 대한 깊은 이해가 필요하고 정확한 근육 활성화와 타이밍이 통합된다. 필라테스의 목표는 신체의 모든 움직임에서 원하는 흐름 또는 "자연스러운 우아함"을 달성하는 것이다. 이를 달성하려면 위의 모든 원칙을 숙지해야 한다. 각 운동이나 동작은 최적의 흐름을 찾기 위해 연습되고 완성되어야 한다. 필라테스 운동은 전체 세션에 걸쳐 전체적인 흐름을 목표로 한다. 즉, 한 운동에서 다른 운동으로 원활하게 이동하며 깊은 연속성과 명상과 같은 상태를 만들어낸다.

마음과 관련된 "흐름"의 의미를 고려할 때 "몰입"의 개념이 필라테스에도 적용된다. 필라테스는 특별한 질환이나 심각한 문제가 없는 참가자들에게 개인별 운동 루틴을 외우도록 요구한다. 루틴을 암기한다는 생각은 참가자들이 집중력, 기억력 및 긍정적인 성격을 개발하고 향상시키기 위해 마음을 사용하도록 장려하는 것이었다. 운동 사이의 원활한 전환은 유동성을 강조한다.

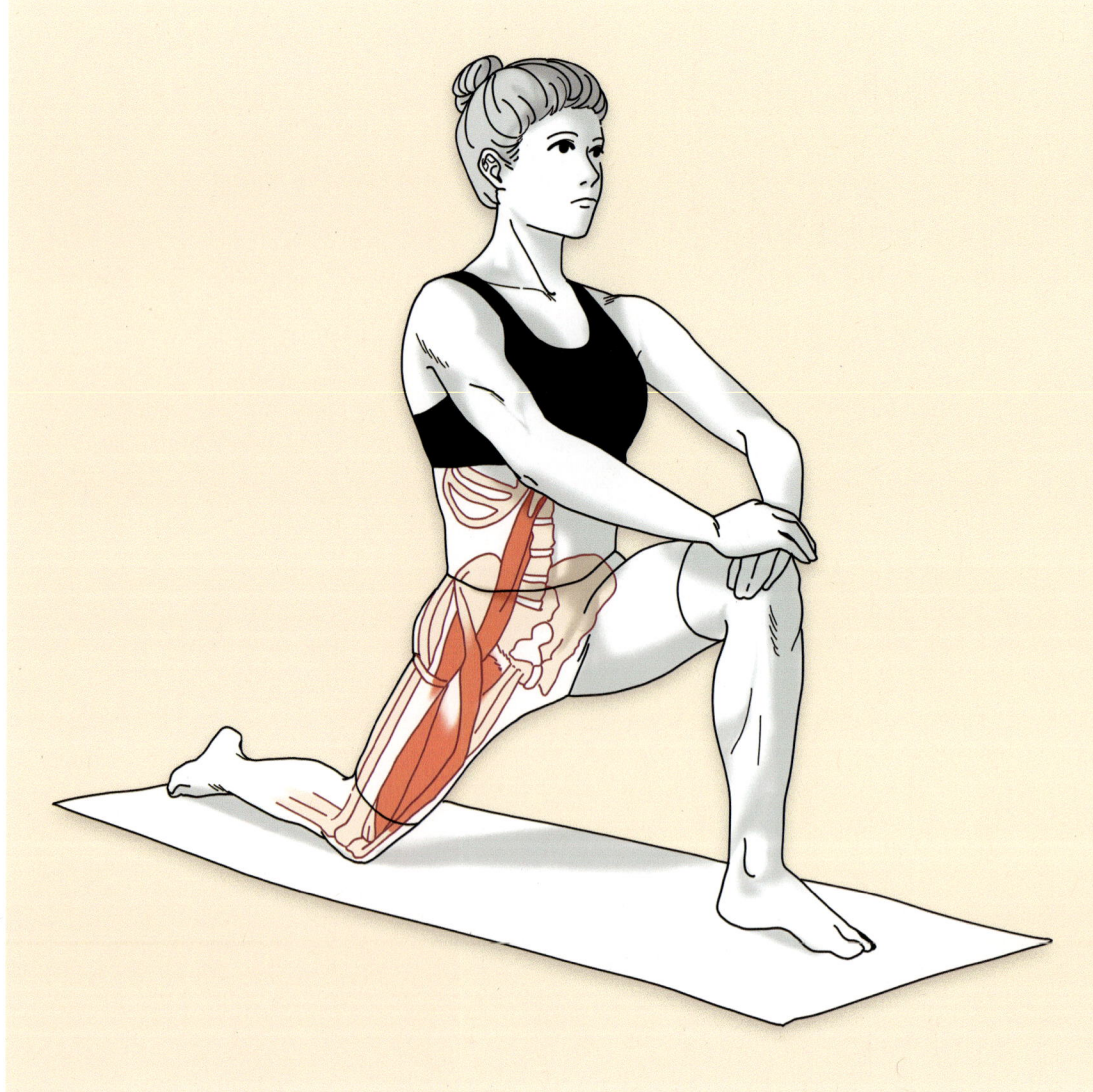

센트리얼 필라테스 해부학

CHAPTER II

척추, 호흡, 코어, 신체 정렬을 위한 필수해부학

1
신체의 근골격계

　신체 정렬을 개선하려면 정렬을 결정하는 데 도움이 되는 연골(cartilage), 힘줄(tendon), 인대(ligament)를 통해 연결된 206개 뼈인 구조적 구성 요소를 이해해야 한다. 골격(skeleton)은 인체에 단단한 틀을 제공하고 내부 장기를 보호하며 움직임(movement)과 운동(locomotion)을 가능하게 한다. 인간의 골격계(skeletal system)는 몸통뼈대(axial skeleton; 중축 골격)와 팔다리뼈대(appendicular skeleton; 부속 골격)로 이루어져 있다. 〈그림 1〉에서 볼 수 있듯이 몸통뼈대(노란색)는 80개의 뼈로 구성되며 구성돼 있으며 두개골(skull), 척추(vertebral column) 및 흉곽(rib cage)으로 구성된다.

　팔다리뼈대는 126개의 팔다리와 이음뼈(girdle)가 몸통뼈대에 추가되어 있다. 두 개의 상지(그림 에서 녹색으로 표시) 각각에는 하나의 쇄골(clavicle)이 있다. 견갑골(scapula) 1개, 상완골(humerus) 1개, 요골(radius) 1개, 척골(ulna) 1개, 손목뼈(carpals) 8개, 중수골(metacarpals) 5개, 지골(phalanges) 14개로 구성되어 있다. 두 개의 하지(그림에서 파란색으로 표시) 각각에는 하나의 고관절뼈(os coxae)가 있다. 대퇴골(femur) 1개, 경골(tibia) 1개, 비골(fibula) 1개, 족근(tarsals) 7개, 중족골(metatarsals) 5개, 지골(phalanges) 14개로 구성되어 있다.

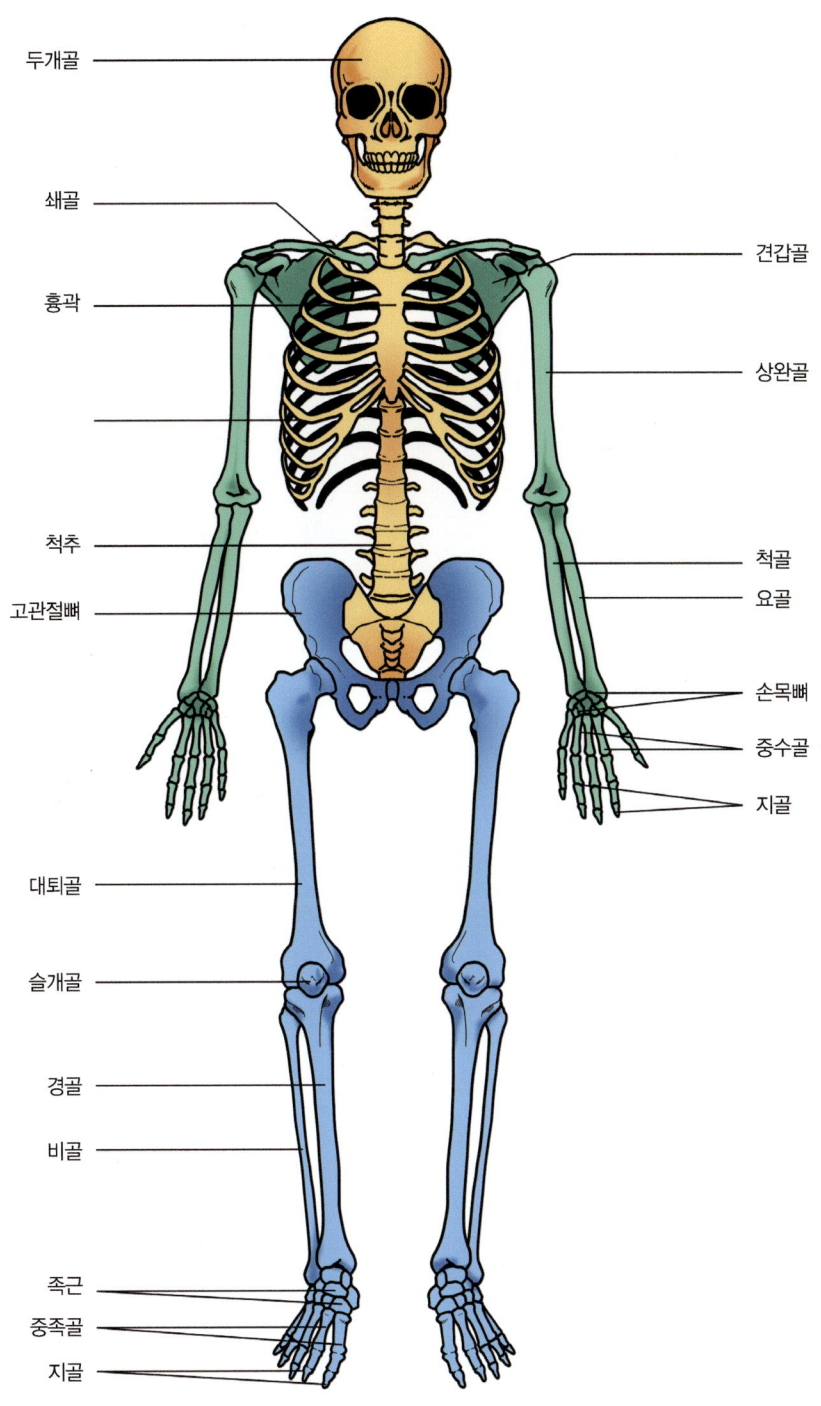

그림 1　인간 골격의 정면도. 몸통뼈대: 노란색, 팔다리뼈대: 상지는 녹색, 하지는 파란색

2
척추
Spine

1) 척추의 구조

복잡한 감각 및 운동 기능을 갖춘 중추신경계는 척추동물의 생존 활동에 많은 움직임을 제공한다. 척추의 움직임, 안정성, 정렬은 필라테스의 필수적인 요소이다. 척추는 33개의 뼈로 구성되어 있으며, 이 뼈들은 차례대로 쌓여 긴 기둥 모양의 구조를 형성한다. 척추뼈는 5개 부위로 배열되어 있으며, 색상으로 표시되어 있는 세 영역에는 척추의 주요 움직임을 담당하는 24개의 척추뼈가 포함되어 있다.

인간의 척추는 1차 곡선과 2차 곡선을 모두 나타낸다는 점에서 모든 포유류 중에서 독특하다. 척추의 기본 곡선은 후만성 흉부 곡선과 천골 곡선으로 구성된다. 이차적인 전만 곡선은 경추 및 요추 부위에 존재한다〈그림 2〉. 이상적으로 이러한 곡률은 각각 정상적인 크기를 가지며 서로 균형을 이루고 있다. 이러한 곡선은 척추의 움직임을 향상시키고 충격을 흡수하는 데 중요한 역할을 한다.

- 경추(Cervical, 녹색)

  머리 아래부터 목 밑까지 이어지는 위쪽 7개의 가장 작고 가벼운 척추뼈로 머리와 목의 움직임에 필수적이다.

- 흉추(Thoracic, 파란색)

  경추 아래 12개의 척추뼈는 목 아래부터 마지막 늑골까지 이어지며 위에서 아래로 갈수록 크기가 점차 커진다. 흉추는 등 위쪽을 포함하여 흉부의 움직임에 핵심이다.

- 요추(Lumbar, 노란색)

  흉추 아래 5개의 척추뼈로 마지막 늑골 아래부터 골반대까지 이어진다. 흉추보다 더 강하고 크며 체중을 지탱하는 기능에 필수적이다. 요추는 허리의 움직임에 중요하다.

- 천골(Sacrum)

  요추 아래 5개의 척추뼈를 천추뼈라고 하며 삼각형 모양의 천골을 형성한다. 천골의 각 측면은 하나의 골반 뼈와 연결되어 골반에 중요한 안정성을 제공한다. 이들 척추뼈는 융합되어 있기 때문에 천골의 주요 움직임은 마지막 요추를 기준으로 발생한다. 요추의 마지막 척추와 천골 사이의 관절을 요천추 관절(lumbosacral joint)이라고 한다. 이 관절의 움직임은 허리와 골반의 정렬에 큰 영향을 미친다.

■ 미골(Coccyx)

천골 아래의 마지막 3개 또는 5개의 척추뼈를 미골 척추라고 하며, 융합되어 꼬리뼈로 간주되는 작은 삼각형을 형성한다.

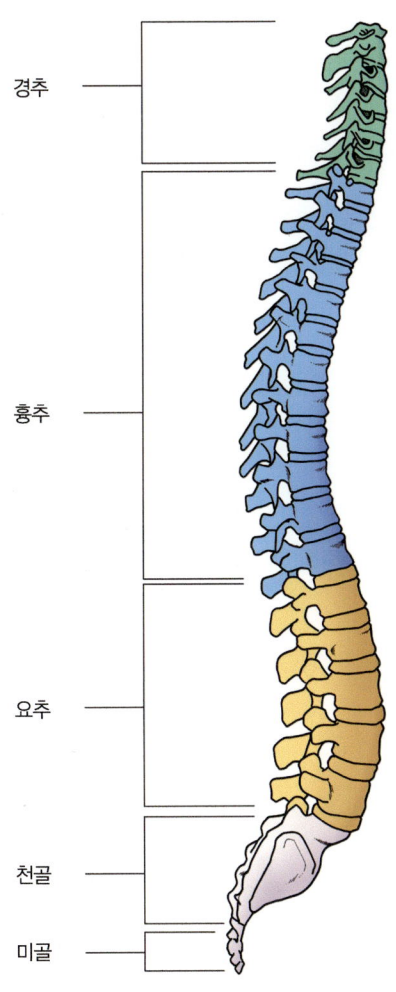

그림 2 척추의 영역과 곡선(척추의 오른쪽 모습)

2) 척추 사이의 연결 요소

척추에 붙어 있는 근육을 모두 제거하더라도 척추는 무너지지 않는다. 내재적 평형은 척추가 자립 구조인 이유뿐만 아니라 모든 척추 움직임이 척추를 중립으로 되돌리는 위치 에너지를 생성하는 이유를 설명하는 개념이다. 흉곽과 골반에도 동일한 배열이 존재하며, 척추와 마찬가지로 기계적 장력 하에 함께 묶여 있다. 중축 골격의 핵심 구조에 관한 이러한 사실은 필라테스가 신체에서 잠재 에너지를 생성시키는 것처럼 보이는지에 대한 더 깊은 진실을 드러낸다.

내재적 평형의 경우, 신체의 핵심을 위한 깊은 수준의 내장된 지지가 관련된다. 이는 연골, 인대 및 뼈의 비 수축성 조직 사이의 관계에서 파생되므로 근육의 노력에만 의존하지 않는다. 필라테스는 더 깊은 힘의 표현을 방해할 수 있는 덜 효율적인 외부 근육 활동을 식별하고 방출함으로써 골격에 저장된 에너지를 방출하는 데 도움이 될 수 있다.

척추 전체는 중력과 움직임에 의해 지속적으로 받는 압축력과 인장력의 조합을 중화하도록 이상적으로 구성되어 있다. 24개의 척추뼈는 연골 디스크(cartilaginous discs), 관절낭 관절(capsular joints) 및 척추 인대(spinal ligaments)가 사이에 있는 영역을 통해 서로 연결되어 있다(그림 3a 파란색). 뼈와 연조직 구조의 이러한 교대는 수동적 요소와 능동적 요소 사이의 구별을 나타낸다. 척추뼈는 수동적이고 안정적인 요소(sthira)이고, 활동적이고 움직이는 요소(sukha)는 추간판(intervertebral disc), 후관절(capsular, 관절낭), 인접한 척추뼈의 아치를 연결하는 인대 조직이다(그림 3b). 척추의 내재적 평형은 이러한 수동적 요소와 능동적 요소의 통합에서 찾을 수 있다.

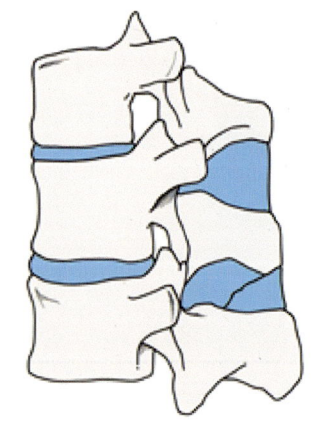

그림 3a 척추에 있는 경조직과 연조직의 교대 영역

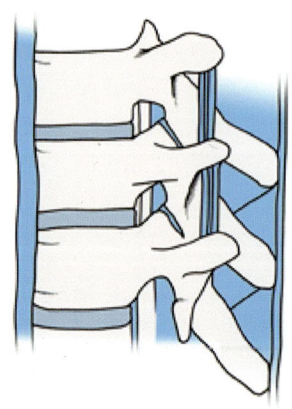

그림 3b 척추의 인대

이 척추뼈의 뒷부분은 또한 작은 활주 움직임을 허용하는 후관절(facet Joint)이라고 불리는 작은 쌍의 관절로 연결되어 있다. 이러한 후관절을 형성하기 위해 함께 모이는 척추뼈 돌출부(관절돌기)의 모양과 방향은 척추의 이 부위에서 허용되는 움직임에 영향을 미친다. 예를 들어, 후관절의 방향은 흉추 부위의 회전을 향상시키지만 요추 부위의 회전을 제한한다. 척추뼈의 움직임은 척추뼈 사이에 걸쳐 있는 많은 강한 섬유 조직 띠의 존재에 의해서도 영향을 받는다. 이러한 인대는 척추뼈가 주어진 방향으로 얼마나 멀리 움직일 수 있는지를 제어하고 척추에 중요한 안정성을 제공하며 추간판이 앞뒤로 튀어나오는 것을 방지하는 데 도움을 준다.

근력과 유연성 불균형, 자세 습관 및 부상과 같은 많은 요인으로 인해 척추에서 움직임이 제한되거나 움직임이 과도하거나 움직임이 비대칭인 부위를 갖게 된다. 필라테스의 목표 중 하나는 척추의 각 부분의 잠재 범위를 대칭적인 방식으로 최대한 활용하도록 돕는 것이다.

3) 척추의 움직임

필라테스에서 활용되는 척추의 큰 움직임은 〈그림 4〉와 같다. 척추 굴곡(Spinal flexion)은 척추를 아래로 굽힐 때 또는 몸통을 앞으로 구부려 윗몸일으키기 자세로 할 때와 같이 척추가 앞으로 구부러지는 것을 의미한다. 척추 신전(Spinal extension)은 굴곡된 자세에서 척추를 곧게 펴거나 뒤로 움직이는 것을 말한다(그림 4a). 상체를 뒤로하는 후방 움직임은 척추의 과신전(hyperextension)이라 한다. 척추를 오른쪽 옆으로 구부리는 것을 오른쪽 측면 굴곡(right lateral flexion)이라고 하고, 척추를 다시 왼쪽으로 구부리는 것을 왼쪽 측면 굴곡(left lateral flexion)이라고 한다(그림 4b). 얼굴이나 가슴이 오른쪽을 향하도록 머리나 몸통 위쪽을 회전시키는 것을 오른쪽 회전(right rotation)이라고 하고, 머리나 몸통 위쪽을 다시 중앙이나 반대쪽으로 돌리는 것을 왼쪽 회전(left rotation)이라고 한다(그림 4c).

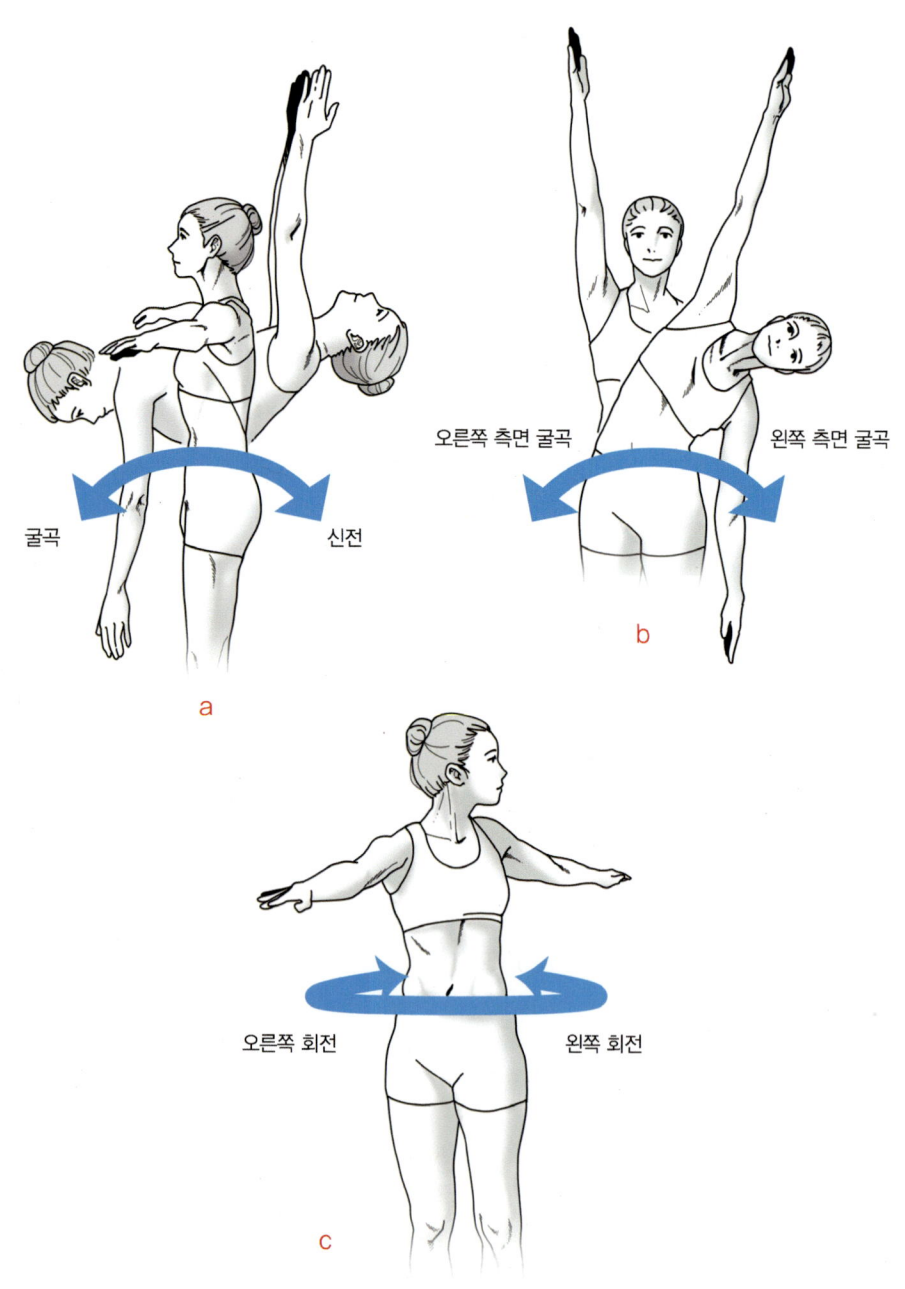

그림 4 척추의 움직임; (a) 굴곡 및 신전, (b) 오른쪽 측면 굴곡 및 왼쪽 측면 굴곡, (c) 오른쪽 회전 및 왼쪽 회전

4) 척추의 근육

척추의 많은 근육은 움직임을 생성하거나 안정성에 영향을 미치며, 가장 중요한 두 근육 그룹은 복부와 척추 신근이다.

(1) 복부

복부는 복직근(rectus abdominis), 외복사근(external oblique), 내복사근(internal oblique), 복횡근(transversus abdominis)의 4쌍으로 복부 중앙을 따라 수직으로 이어지는 힘줄(abdomen)에 부착되어 있다. 복직근은 복부 중앙 부분에서 위아래 수직으로 로 움직인다. 대조적으로, 외복사근은 중심을 향해 대각선 아래로 뻗어 있으며, 근섬유는 복직근 측면에 위치한다. 내복사근은 외복사근까지 깊고, 상부 섬유는 중앙을 향해 위쪽으로 뻗어 있으며, 근섬유도 복직근의 측면에 있다(그림 5a). 이 복부 3곳의 양쪽이 동시에 수축되면 모두 척추 굴곡이 가능하며 특히 복직근이 크게 관여한다. 이 복부 근육 중 한쪽이 수축하면 모두 같은 쪽으로 측면 굴곡을 생성할 수 있다. 한쪽 경사근의 수축은 또한 회전을 생성할 수 있으며, 외부 경사근은 반대쪽으로 회전을 생성하고 내부 경사근은 같은 방향으로 회전을 생성한다.

가장 깊은 복근인 복횡근의 근섬유는 복부를 가로질러 수평 방향으로 이어진다(그림 5b). 따라서 회전을 보조할 수는 있지만 척추 굴곡을 생성할 수는 없다. 복횡근의 주요 기능은 자세로 간주되며 수축으로 인해 복벽이 안쪽으로 당겨지고 압축된다. 복횡근은 척추를 보호하는 중요한 역할을 하며, 팔다리가 움직이기 직전에 자동으로 수축되어 척추와 골반을 안정시키는 데 도움을 준다. 또한 호흡을 도울 수 있기 때문에 필라테스에서 숨을 내쉬는 것이 활성화를 촉진하는 데 사용된다.

(2) 척추 신근(Spinal Extensors)

몸통 뒤쪽에 위치하고 있는 한 쌍의 척추 신근은 척추 또는 등을 확장하는 공통 동작을 공유한다. 척추 신근은 척추기립근(erector spinae), 반척추근(semispinalis), 깊은 후방척추그룹(deep posterior spinal group)의 세 그룹으로 나눌 수 있다. 척추 신근 중 가장 강력한 척추기립근은 척추근(spinalis), 장척근(longissimus), 장늑근(iliocostalis)의 세 기둥으로 구성된다. 반척추근은 흉추 위쪽에만 존재하며 이 근육 그룹을 강화하면 구부정한 자세를 예방하는 데 도움이 될 수 있다.

깊은 후방 척추 그룹은 척간근(interspinales), 횡단근(intertransversales), 회

전근(rotatores), 다열근(multifidus)으로 복횡근과 기능적으로 평행하다. 주요 역할은 척추를 안정화하고 척추뼈의 작은 움직임(분절 운동)이다. 이 중 다열근은 척추의 안정화 및 재활에 특히 중요한 것으로 나타났다(그림 6). 다열근은 더 많은 척추뼈에 걸쳐 있으며 다른 구성 요소보다 더 많은 힘을 생성할 가능성이 있기 때문에 이 근육의 사용

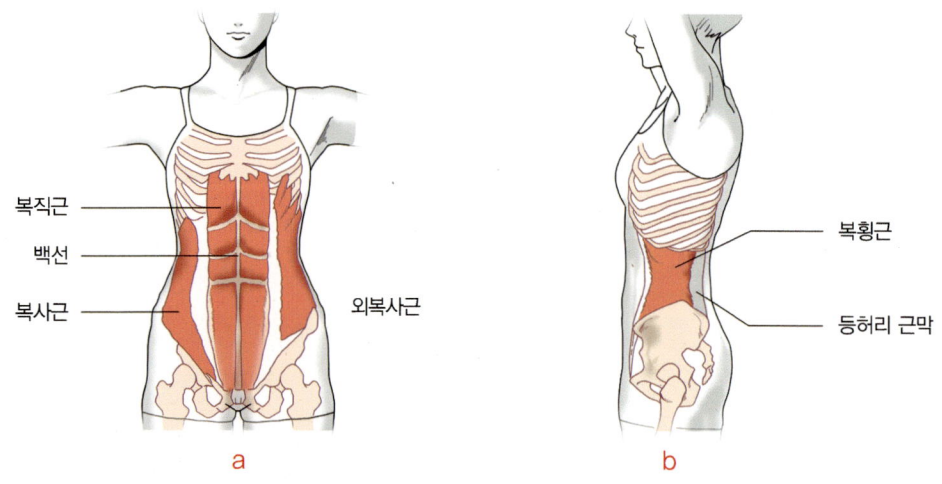

그림 5   a) 몸의 왼쪽에 있는 외복사근과 복직근, 오른쪽에 있는 복직근과 내복사근의 정면도, b) 복횡근을 보여주는 몸통의 측면도.

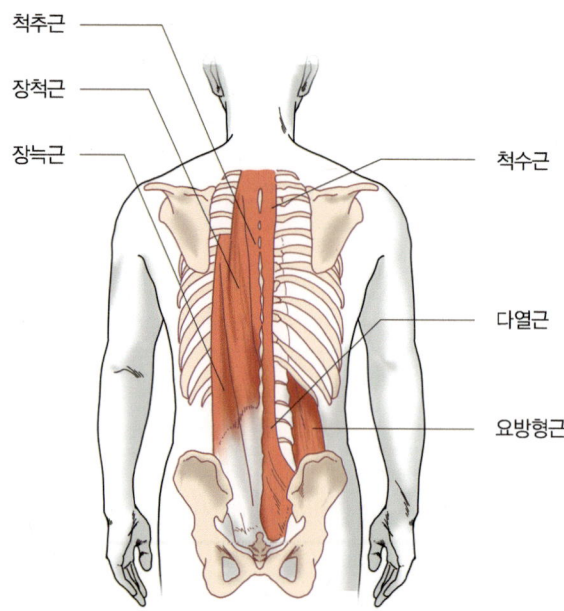

그림 6   척추 신근 및 요방형근. 왼쪽: 척추기립근의 세 기둥(척추근, 장척근, 장늑근). 오른쪽: 척수근, 다열근(깊은 후방 척추 그룹의 핵심 구성원) 및 요방형근.

(3) 요방형근(Quadratus Lumborum)과 장요근(Iliopsoas)

요방형근과 장요근 역시 필라테스 매트 작업에 영향을 미치는 척추와 관련된 중요한 역할을 한다. 요방형근은 골반에서 요추 측면과 가장 낮은 갈비뼈까지 연결된다(그림 7). 한쪽이 수축하면 요방형근은 같은 쪽으로 척추의 측면 굴곡을 일으킬 수 있다.

장요근은 주로 다리를 앞쪽으로 높이 들어 올리는(고관절 굴곡) 능력으로 잘 알려진 강력한 근육이다(그림 7a). 장요근은 척추에 부착되어 있어 요추의 정상적인 만곡을 유지하고 요추의 측면 굴곡을 돕는 데 중요한 역할을 할 수 있다(그림 7b).

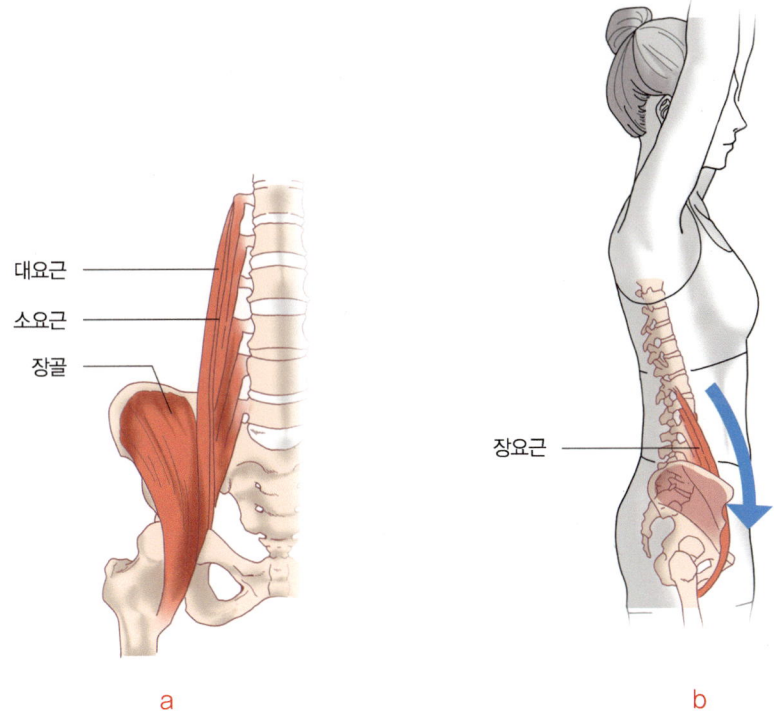

그림 7 a) 장요근: 주로 대요근과 장골로 구성, b) 요추 만곡을 유지하는 데 도움(측면도).

3
하지근

아래 다리와 발의 골격 구조는 아래 다리에 있는 긴 경골(tibia bones)과 비골(fibula bones), 그리고 족근골(tarsals), 중족골(metatarsals), 지골(phalanges)이라고 불리는 작은 발뼈로 구성된다. 이 뼈들은 수많은 관절을 형성하고 있으며, 가장 중요한 것은 다리의 경골과 발의 거골 사이에 위치한 발목 관절(ankle joint)이다. 이는 경첩관절(hinge joint)로 족저굴곡(발가락이 아래를 향함)과 배측굴곡(발가락이 위로 향함)의 주요 관절 움직임에 관여한다.

족근골과 중족골 사이에 보여지는 다른 주요 관절은 활주 관절(major joints)로 발의 움직임을 더 제한적으로 허용한다. 이러한 활공 관절(gliding joints) 중 여러 개가 발에서 함께 작동하면 단일 활공 관절이 단독으로 작동하는 것에 비해 훨씬 더 넓은 범위의 움직임이 달성된다. 따라서 다관절 움직임은 발의 외전(발바닥이 바깥쪽으로 향함)과 내번(발바닥이 안쪽으로 향함)을 허용한다. 발의 가장 자유로운 움직임을 허용하는 관절은 중족골(metatarsal bones)과 지골(phalanges bones) 사이에 위치한 과상 관절(condyloid joints)이다. 과상 관절은 발가락의 굴곡, 신전, 외전, 내전 및 회선의 움직임을 허용한다. 마지막으로 발가락의 굴곡과 확장을 허용하는 관절은 지골 사이의 경첩 관절(hinge joints)이다. 다리 아래쪽과 발에 있는 인대와 결합 조직이 없으면 관절 움직임과 근육 기능이 크게 손상된다.

발의 관절은 수많은 인대에 의해 서로 연결되어 있으며, 이 부위에서 가장 큰 인대는 삼각인대(deltoid ligament), 즉 발목 내측 측부 인대(ankle medial collateral ligament)이다. 경골을 거골(talus bones), 종골(calcaneus bones), 주상골(navicular bones)에 연결하는 4개의 부분으로 구성된다. 삼각인대 반대편에는 발목 외측 측부 인대(ankle lateral collateral ligament)가 있으며, 이는 비골을 거골 및 종골에 연결하는 세 부분으로 구성된다. 삼각인대는 발목 외측 측부 인대보다 훨씬 강하고 경골은 비골보다 길기 때문에 발목이 내번하는 경향이 있다.

망막(Retinacula)은 많은 근육-힘줄 단위를 고정하는 다리 아래쪽에 위치한 또

다른 유형의 결합 조직으로 근육은 더 강하고 효율적으로 작동할 수 있다. 발의 등쪽(상단) 부분에 있는 상부 및 하부 망막은 신근 근육의 모든 힘줄을 누르고 있다. 발의 아래쪽 측면에 있는 비골 망막은 장종골근(peroneus longus muscles)과 단종골근(peroneus brevis muscles)의 힘줄을 고정한다. 발목 내측에 있는 굴근지지대(flexor retinaculum)는 장지굴근(flexor digitorum longus muscles), 장무지굴근(flexor hallucis longus muscles), 후경골근(tibialis posterior muscles)의 힘줄을 고정한다. 족저근막(plantar fascia)은 발바닥의 아치를 지지하는 넓고 두꺼운 결합 조직으로 종골 결절(calcaneus)과 중족골(metatarsal bones) 머리 사이의 영역에 걸쳐 있다(그림 8).

발목과 발가락을 움직이는 근육은 주로 다리 아래쪽에 위치하며, 이 근육에는 근육만큼 길거나 그보다 긴 힘줄이 있다. 지배적인 힘줄은 비복근(gastrocnemius), 족저근(plantaris), 가자미근(soleus)이 공유하는 아킬레스건(Achilles tendon)이다. 비복근과 가자미근은 주요 발바닥 굴곡근이며 족저근과 후방 경골근, 두 발가락 굴곡근(two toe flexor muscles), 장지굴근(flexordigitorum longus) 및 장무지굴근(flexor hallucis longus)의 도움을 받는다. 종아리의 바깥쪽(측면)에는 발을 외전시키는 데 사용되는 장종골근(peroneus longus), 단종골근(peroneus longus), 제3종골근(peroneus tertius)의 세 가지 근육으로 구성된다(그림 8).

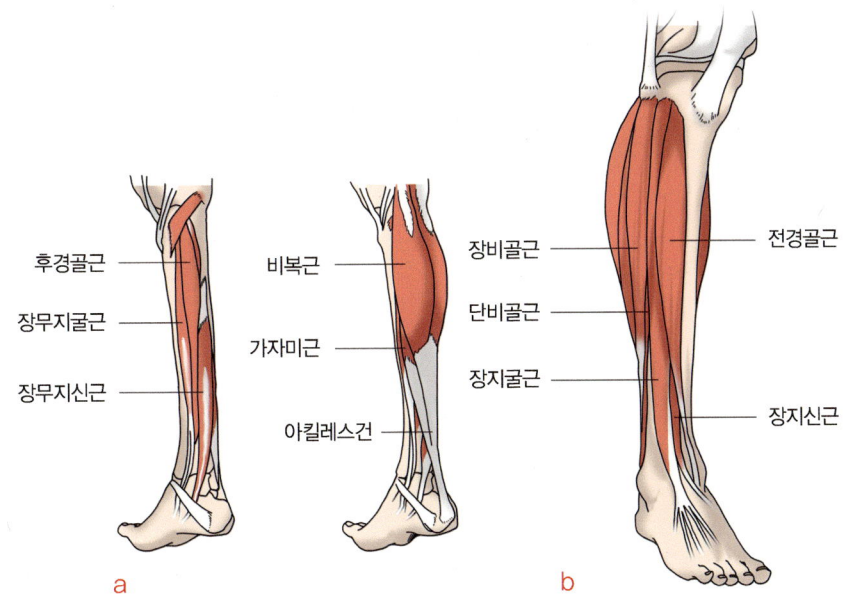

그림 8   a) 장요근: 주로 대요근과 장골로 구성, b) 요추 만곡을 유지하는 데 도움(측면도).

세 개의 종아리 근육(전경골근, tibialis anterior; 장무지신근, extensor hallucis longus; 장지신근, extensor digitorum longus)이 발목을 배측 굴곡시키고 발과 발가락을 움직인다. 단지신근(extensor digitorum brevis muscles), 골간배지근(dorsal interosseous muscles), 단무지신근(extensor hallucis brevis muscles)은 발의 등쪽(상단)에 위치하며 발가락을 확장한다. 발의 발바닥 쪽 단지굴근(flexor digitorum brevis), 족저방형근(quadratus plantae), 단무지굴근(flexor hallucis brevis), 단지굴근, 단지굽힘근(flexor digiti minimi brevis), 무지외전근(abductor hallucis), 최소지외전근(abductor digiti minimi, 발바닥 골간근(plantar interosseous), 요추근(lumbricals)은 발을 굽히고 펴는 데 사용된다.

발목과 발가락의 운동 범위는 주동근(agonist muscles)의 강도, 길항근(antagonist muscles)의 유연성, 인대(ligaments)의 견고함, 뼈의 접촉 또는 충돌에 의해 제한된다. 가장 주목할만한 제한 요소 중 하나는 족저근막(plantar fascia)이다. 단단한 발바닥 근막은 발가락 확장을 제한하고 근막에 염증이 있는 경우 발바닥 굴곡도 제한한다.

4
신체 정렬

신체가 적절하게 정렬되면 모든 근육이 최적의 균형을 이루게 되어 효율적인 움직임이 촉진되고 근육의 과도한 사용이 줄어든다. 즉, 신체가 정렬되면 중력이 모든 지점을 고르게 끌어당기고 평형이 유지되지만, 몸의 정렬이 어긋나면 불안정한 뼈대, 즉 척추를 보호하기 위해 조정을 하게 된다. 결과적으로 일부 근육은 보상하기 위해 다른 근육보다 더 열심히 작동하게 되어 근육 불균형으로 인해 부상 위험이 더 높게 된다.

올바른 척추 정렬에서는 머리, 어깨, 엉덩이, 무릎 및 발목이 골반과 함께 서로 겹쳐져 있다. 척추는 경추, 흉추, 요추 및 천골의 여러 영역으로 나뉘며 올바르게 정렬되면 척추는 여러 영역을 나타낸다. 경추 곡선의 과장(경추 전만증)은 턱이 앞쪽으로 튀어나오고 귓볼이 수직선과 어깨에 비해 앞쪽에 있는 전방 머리라고 하는 정렬 문제와 관련이 있다. 후만증이라 불리는 흉추 부위의 만곡 증가는 특히 노화에 따라 흔히 발생한다.

근력을 높이고 상부 척추 신근을 사용하면 적어도 초기 단계에서는 이 상태를 개선할 수 있다. 요추 전만증은 일반적으로 골반 전방 경사를 동반하는 허리 부분의 곡선 증가를 의미한다. 허리 문제의 위험을 증가시킬 수 있는 이러한 일반적인 자세 문제는 복부의 근력과 사용뿐만 아니라 하부 척추 신근과 장요근의 적절한 유연성을 개발함으로써 도움이 될 수 있다. 올바른 정렬은 정형외과, 물리치료 분야는 물론 필라테스 실무자들이 자세를 평가하는 데 사용하는 수직선 개념을 통해 평가할 수 있다.

또한 이상적인 정렬에서는 발이 평행한 위치에서 앞쪽을 향하고 약간 떨어져 있으며 고관절 바로 아래에 있어야 한다. 무릎은 곧게 펴되 편안하게 하고, 팔은 엉덩이 바로 앞에 손을 놓고 자유롭게 늘어뜨린다. 어깨와 갈비뼈는 엉덩이 바로 위에 위치하며, 머리는 어깨 위에서 균형을 이루고 눈은 정면을 바라본다. 어깨 위와 견갑골은 골반 가장자리와 손과 마찬가지로 서로 수평을 이루어야 한다(그림 9). 올바른 정렬은 적절한 호흡을 가능하게 하며, 이는 신체적 긴장을 풀고 효율적인 근육 조정을 갖는 데 필요하다.

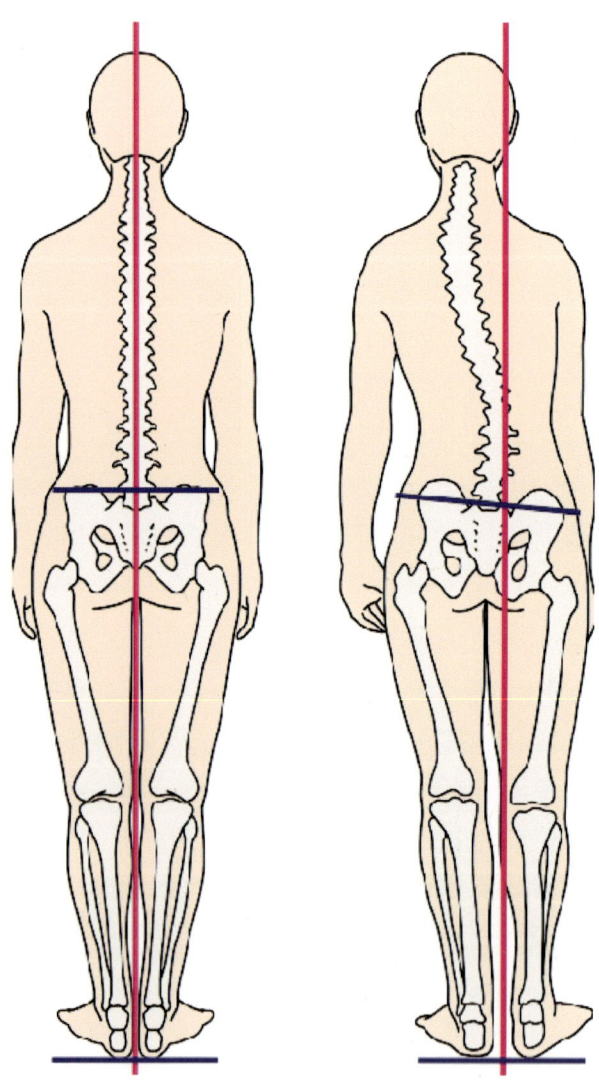

그림 9　시상면의 수직선 자세의 균형 비교

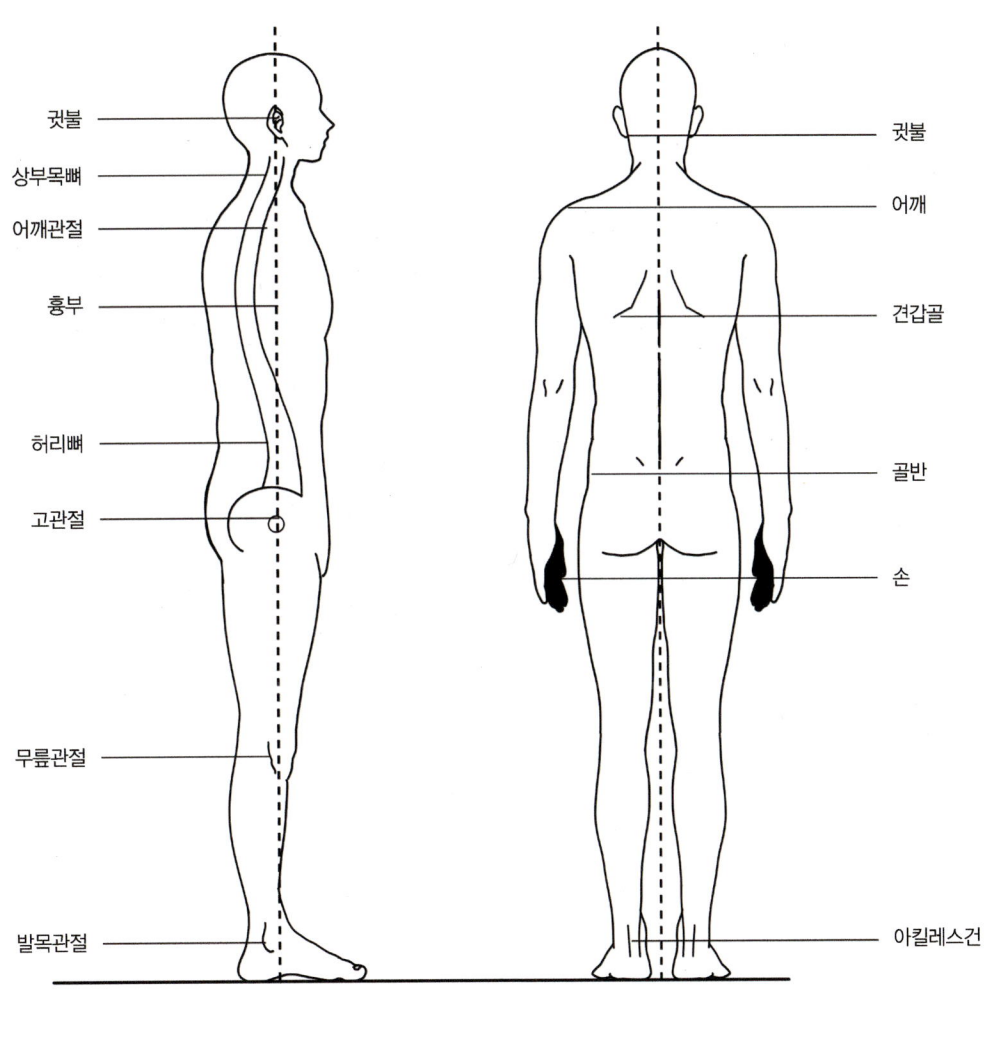

그림 9　시상면의 수직선　　관상면의 수직선

5
호흡의 과학

호흡은 6가지 필라테스 원칙의 하나로 많은 필라테스 전문가들에 의해 가장 중요한 심신 시스템으로 인식된다. 호흡계의 주요 기능은 신체 조직에 산소(O_2)를 공급하고 조직에서 이산화탄소(CO_2)를 제거하는 것이다. 인체가 생명을 유지하거나 운동을 하기 위해 필요한 산소를 얻는 복잡한 과정의 일이 호흡계에서 일어난다. 호흡계에서는 공기가 폐의 내부로 들어갔다가 다시 나가는 과정을 반복하게 되는데 이때 폐와 혈액 사이에는 산소 공급과 이산화탄소 제거가 이루어진다. 호흡 과정은 외부 공기가 폐로 이동(폐 환기)하고, 폐에서 혈액으로(폐 확산) 이동하는 것을 포함한다. 이 두 과정은 순환계를 통해 근육과 같은 조직으로 가스를 운반하는 것과 모세혈관과 조직 세포 사이에서 산소와 이산화탄소를 교환하는 것이다.

1) 호흡기 시스템의 해부학
(1) 상부 호흡기관의 구조
상부 호흡기관의 구조는 공기가 하기도로 들어가는 통로를 제공하는 비강, 구강, 인두 및 후두를 상호 연결하는 시스템이다(그림 10). 이 상부 기관은 공기가 하부 기관의 마지막 부분에 도달하기 전에 공기를 정화하고 따뜻하게 하고 가습하는 역할도 한다.
① 코(Nose): 콧구멍, 보호털(곤충과 큰 입자가 코로 들어가는 것을 방지하는 코털), 후비강(뒤콧구멍), 비강, 비중격(뼈와 연골로 구성), 비강 포함 감각류, 경구개, 연구개, 부비동(공기 함량으로 인해 두개골의 무게를 줄이는 데 도움이 됨), 배세포, 원주 유형의 호흡기 상피 섬모 및 후각 상피로 구성되어 있다. 기능에는 흡입된 공기를 데우고, 가습하고, 정화하고, 후각을 제공하고, 음성 증폭을 돕는 것이 포함된다.
② 인두(Pharynx): 비인두(nasopharynx), 구인두(oropharynx) 및 후두인두(laryngopharynx)로 구성되어 음식과 공기의 공통 통로 역할을 하는 근육 구조이다. 청각관, 인두 편도선, 구개 편도선 및 설측 편도선이 포함된다.

③후두(Larynx): 성대(vocal cords)를 통해 말하는 데 중요한 역할을 한다. 공기와 음식을 적절한 경로로 유도하는 데 도움이 되는 후두개(epiglottis)로 알려진 탄력 있는 연골 덮개가 있는 9개의 단단한 유리질 연골로 구성된다.

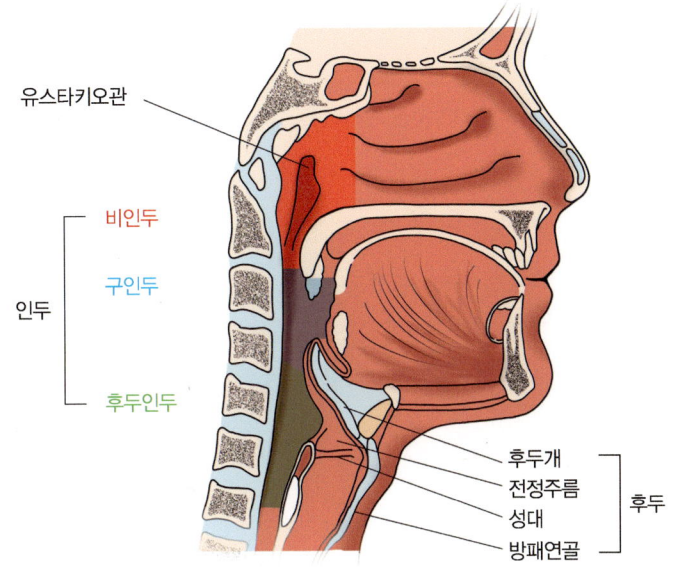

그림 10 상부 호흡기관의 구조

(2) 하부 호흡기관의 구조

하기도(기관, 기관지, 세기관지, 폐포)는 약 3억 개의 폐포와 이와 관련된 광범위한 모세혈관 네트워크를 포함하여 가스 교환을 허용하는 구조로 끝난다(그림 11). 폐포의 벽은 산소가 폐포에서 작은 폐 모세혈관으로 쉽게 전달되고, 이산화탄소가 단순 확산을 통해 폐 모세혈관에서 폐포로 쉽게 전달된다.

①기관(Trachea): 기관을 지지하는 데 도움이 되는 'c'자 모양의 유리질 연골 고리가 포함되어 있다('c'의 열린 부분은 삼키는 동안 확장이 가능하도록 식도를 향하고 있다. 점액 생성을 유발하는 많은 잔 세포가 있는 섬모 유사 층상 원주 상피가 늘어서 있다. 점액은 잔해를 가두어 점액 섬모를 통해 인두를 향해 위쪽으로 밀어 올려 삼키게 된다.

②기관지(Bronchi): 기관분기부 바로 아래 기관의 분할로 형성된다. 평활근 층 벽이 있는 유리질 연골에 의해 지지된다. 이들은 폐 내의 모든 엽에 대해 하나씩 2차 기관지로 더 나뉜다.

③세기관지(Bronchioles): 모든 기관지 중 가장 작은 기관지로서 결국 폐포낭으로 이어진다. 연골을 포함하지 않지만, 평활근에 의해 지지되어 기관지 확장 또는 기관지 수축을 유발하기 위해 확장 또는 수축할 수 있다.

④ 폐포(Alveoli): 가스 교환을 촉진하는 편평 폐포 세포의 얇은 단일 층으로 구성된다. 박테리아나 기타 잔해물을 삼키는 폐포 대식세포(백혈구)를 포함한다. 큰 폐포 세포는 폐포 표면을 코팅하는 지질 분자 '계면활성제'를 생성하여 폐포 벽이 서로 달라붙는 것을 방지하여 흡입 중에 쉽게 팽창할 수 있도록 한다. 폐포로 들어가는 공기는 가스 교환이 가능해진다.

⑤ 폐(lungs): 흉강 내에서 발견된다. 탄성 결합 조직으로 만들어진 간질은 호기 중에 폐가 수동적으로 반동하도록 한다. 내장 흉막(폐를 '껴안는')과 두정 흉막(외층)을 포함하며, 둘 다 흉막강을 둘러싸고 있다. 이 흉막은 확장 및 수축하는 동안 폐와 흉곽 사이의 마찰을 줄이는 데 도움이 되는 액체가 들어 있다. 두 개의 폐는 심장, 식도 및 주요 혈관을 포함하는 두 개의 폐 사이에 있는 공간인 종격동으로 분리된다. 오른쪽 폐에는 2개의 틈이 있어 상엽, 중엽, 하엽을 형성하며, 왼쪽 폐에는 1개의 틈이 있어 상엽과 하엽을 형성한다.

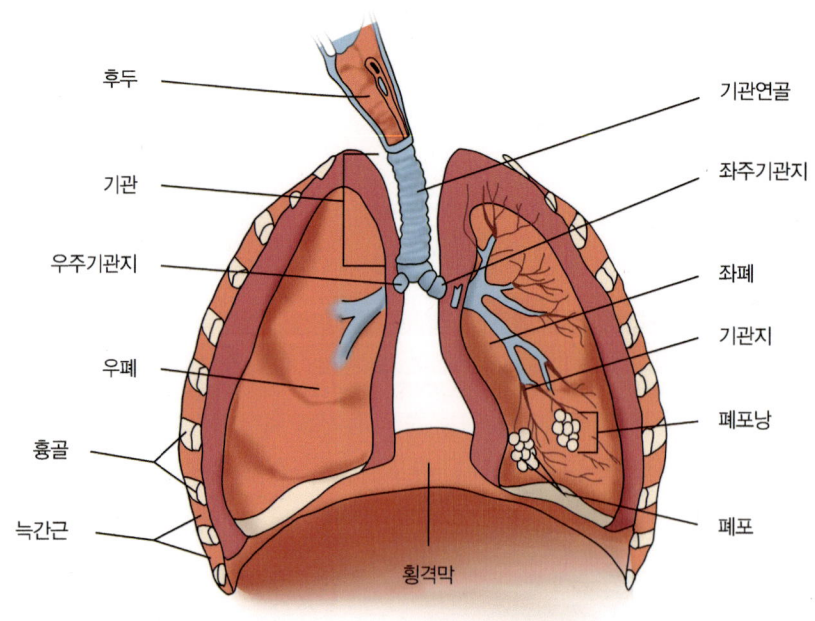

그림 11 하부 호흡기관의 구조

2) 호흡기 시스템의 역학

 일반적으로 호흡이라고 불리는 폐 환기는 두 단계로 구성된다. 공기가 폐 안으로 이동하는 과정을 '들숨' 또는 '흡기'라고 하고, 가스를 폐 밖으로 이동시키는 과정을 날숨 또는 호기라고 한다. 본질적으로 폐 환기는 흉강의 용적 변화로 인해 압력 변화가 발생하고 이로 인해 가스 흐름이 압력을 균등화하는 기계적 과정이다. 압력 변화에 필요한 부피 변화는 흉부 구조(흉골, 관련 연골이 있는 늑골 및 척추)의 도움을 많이 받는다. 늑골은 척추와 연결되어 흡기 중에는 위쪽과 바깥쪽으로, 호기 중에는 아래쪽과 안쪽으로 움직일 수 있다.

(1) 흡입(Inhalation)

 흡입(흡기)은 호흡근, 특히 횡격막의 활성화에 의해 시작된다. 돔 모양의 횡격막이 수축하면 편평해져서 흉강 내 높이가 더 높아진다(그림 12a). 외부늑간근(external intercostal muscles)은 흉곽(rib cage)을 들어 올리고 흉골(sternum)을 앞으로 당기는 역할을 한다. 늑골의 방향은 흉곽 중앙과 하부 흉곽의 늑골이 측면으로 부피를 더 증가시키는 반면, 상부 흉강의 늑골은 앞뒤 방향으로 흉부 부피를 더 증가시키도록 되어 있다(그림 12b). 이러한 호흡근에 의해 생성된 흉강의 부피 증가로 인해 폐포 내 압력(폐내압)이 외부 대기압보다 낮아진다. 따라서 폐내 압력이 대기압(체외 공기에 의해 가해지는 압력)과 같아질 때까지 공기가 폐로 들어간다.

 폐의 확장은 두 개의 중요한 흉막 사이의 표면 장력과 관련이 있다. 이 두 개의 얇은 막은 내장 흉막(visceral pleura)이 폐를 덮고, 두정엽 흉막(parietal pleura)이 흉벽과 횡격막 안쪽을 덮는다. 이 두 흉막 사이에는 흉막강이 존재하고 밀폐되어 있으며 소량의 액체가 들어 있다. 흉벽이 확장됨에 따라 폐는 바깥쪽으로 당겨지며, 흉막강의 음압이 증가하여 폐의 외부 덮개가 흉벽의 내벽과 결합된다.

 운동으로 인한 폐 환기 요구가 증가하는 경우, 앞서 설명한 두 가지 과정은 다른 여러 보조 근육의 활성화에 의해 도움을 받는다. 예를 들어 흡기 동안 목갈비근(scalenes), 흉쇄유돌근(sternocleidomastoid), 대흉근(pectoralis major), 소흉근(pectoralis minor)과 같은 추가 근육을 동원하여 늑골을 더욱 높이는 데 도움을 줄 수 있다. 척추기립근(erector spinae)과 같은 근육은 흉부 만곡을 곧게 펴는 데 도움이 되어 흉부 용적이 더 많이 증가하면 들어오는 공기의 양이 더 많아진다.

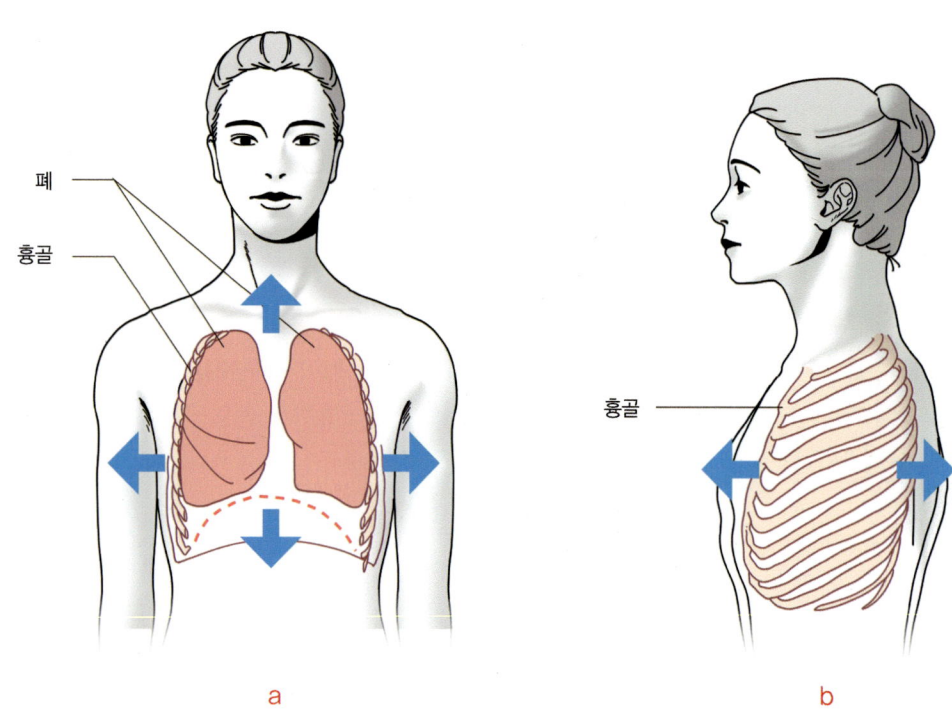

그림 12 흡기(흡입) 중 흉부 부피의 변화; a) 늑골의 방향과 횡격막의 수축으로 인해 하부 흉부의 측면 확장을 표시하는 정면도, b) 늑골과 흉골의 방향으로 인해 상부 흉부의 전방 및 후방 확장을 표시하는 측면도

(2) 호기(Exhalation)

안정시 호흡을 통한 호기는 주로 수동적이며 폐 조직의 탄성 반동 및 호흡근 이완과 관련된 변화에 의존한다. 횡격막이 이완되면서 흉곽 위쪽으로 이동하고 늑간근이 이완되면서 늑골이 낮아진다(그림 13). 흉강의 부피가 감소하면 외부 대기압에 비해 폐 내 압이 증가하여 공기가 폐에서 신체 외부로 배출된다.

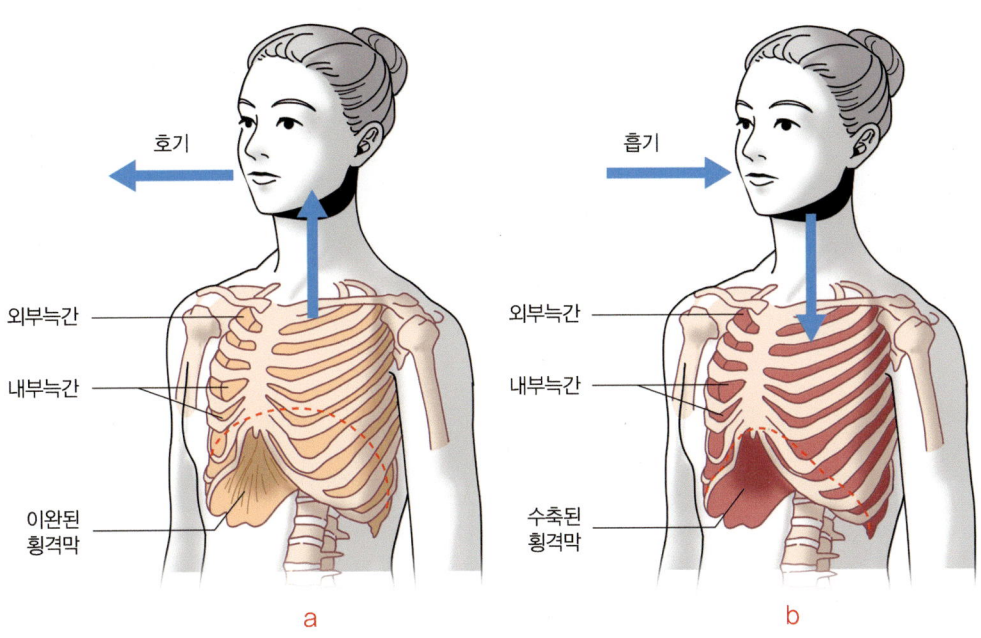

그림 13 횡격막(diaphragm), 외부 늑간(external intercostals) 및 내부 늑간(internal intercostals)의 작용; a) 수동 호기 후 돔 모양의 횡격막과 외부 늑간 및 내부 늑간이 이완된 모습, b) 흡기하는 동안 횡격막은 수축(평평해짐), 외부 늑간은 수축되고, 내부 늑간은 이완된다.

그러나 폐 환기 요구량이 증가하는 경우와 같이 강제로 호기가 발생하면 수동 메커니즘에 많은 근육의 활성 수축이 추가될 수 있다. 예를 들어, 복부 근육의 수축은 복부 내 압력을 통해 횡격막을 위쪽으로 밀어낼 수 있을 뿐만 아니라 내부 늑간근, 요방형근 및 광배근과 같은 다른 근육이 흉곽을 내리는 데 도움을 줄 수 있다.

3) 필라테스와 호흡

(1) 측면 호흡(Lateral Breathing)

　필라테스 운동을 수행하는 동안 측면 호흡을 사용하는 이유는 성공적인 수행과 신체 보호를 위해 안정된 코어를 유지하기 위함이다. 측면 호흡은 필라테스 수련 중에 선호되는 방식으로 복부 수축을 유지하는 데 도움이 되기 때문이다.

　측면 또는 늑간 호흡은 흡기와 호기 동안 깊은 복부 근육을 일관되게 안쪽으로 당기는 동시에 흉곽의 측면을 확장한다(그림 14). 이는 흡기 중 횡격막을 낮추는 호흡과 대조되며, 복부 근육이 이완되어 바깥쪽으로 밀릴 수 있다.

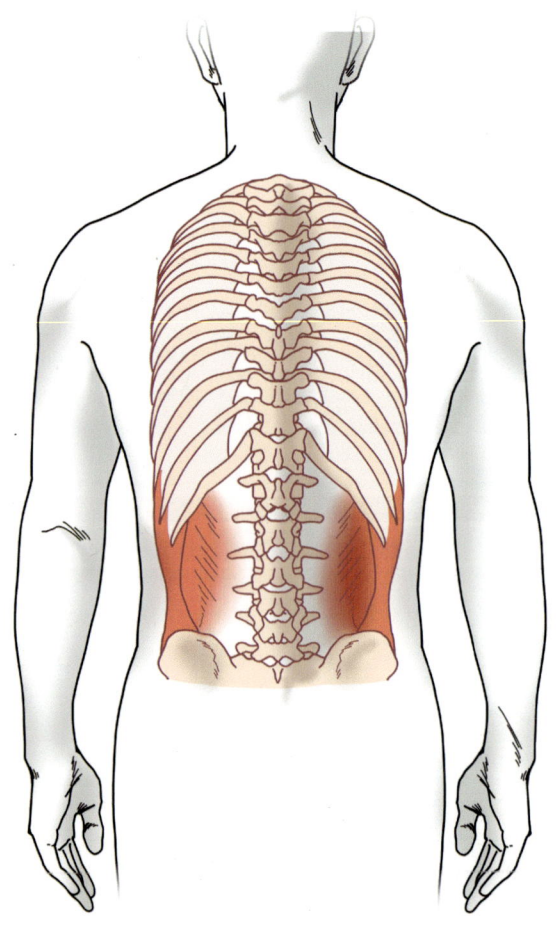

그림 14　측면 호흡 중 흉곽이 확장

(2) 호흡 패턴

필라테스 운동의 정해진 호흡 패턴은 움직임의 특정 단계에서 흡기와 호기가 발생한다. 이러한 패턴이 나타나는 이유 중 하나는 특히 운동에 많은 노력이 필요할 때 숨을 참지 못하게 하기 위한 것이다. 숨을 참는 것은 과도한 근육 긴장 및 혈압 증가를 유발한다. 주어진 호흡 패턴은 동원되는 근육에도 영향을 미칠 수 있으며, 필라테스 운동의 역동성 또는 리듬을 설정하는 데 도움이 될 수 있다. 필라테스의 모든 운동에는 느리거나 빠르고 강하게 수행되는 특성이 있다.

헌드레드(Hundred) 운동과 같은 대표적인 운동에서는 숨을 내쉴 때 더 강력하게 숨을 밀어낼 뿐만 아니라 수행자가 단계적으로 복부, 특히 내부 늑간근을 적극적으로 수축함에 따라 호흡을 밀어낸다. 숨을 들이쉴 때, 외부 늑간근을 강조하면서 단계적으로 숨을 들이마신다. 능동적 호흡은 부드러운 호흡 형태를 사용하게 되면 목표 근육을 활성화하고 필라테스 세션에 더 높은 에너지를 소비하는 데 도움이 될 수 있다.

[표 1] 근육 작용의 정의와 관련 주요 용어 요약

외전	Abduction	신체의 정중선에서 멀어지는 움직임
내전	Adduction	신체의 정중선을 향한 움직임
전방	Anterior	신체의 앞면
순환	Circumduction	굴곡, 신전, 외전, 내전 등 다양한 움직임의 조합
신체말단	Distal Body	신체의 몸통에서 더 멀리 떨어진 부분
등쪽	Dorsal	신체의 등(후방) 부분과 발등
굴곡	Flexion	관절 각도의 감소
측면	Lateral	몸의 정중선에서 더 멀리 떨어져 있음
내측	Medial	신체의 정중선에 더 가까움
후방	Posterior	신체의 뒤쪽
회내	Pronate	손바닥이나 발바닥이 아래쪽이나 안쪽을 향하도록 손, 발, 팔다리를 돌리거나 잡음
근위	Proximal	신체의 몸통에 더 가까운 신체 부위
앙와위	Supine	얼굴을 위로 하고 누워있음

CHAPTER Ⅲ

스트레칭 Stretching 을 위한 필수해부학

어떤 운동이든 준비운동은 안전하고 효과적이며 만족스러운 운동을 보장하기 위해 할 수 있는 가장 중요한 일 중 하나이다. 본 장에서는 필라테스 운동의 핵심이 되는 스트레칭의 기초정보를 제공한다.

이러한 요소를 이해하지 않고도 관절 유연성을 높일 수 있지만 스트레칭 기본 지식이 있으면 자신의 필요에 맞게 개별화할 수 있다. 관절 유연성 또는 운동 범위는 관절을 구성하는 많은 구성 요소의 기능이다. 필라테스에서의 운동과 움직임은 매우 특정한 근육을 빠르게 연속적으로 장시간 동안 사용하도록 요구하기 때문에 신체가 가능한 한 준비되고 유연해지기를 원할 것이다. 이러한 스트레칭으로 시작하는 것은 필라테스의 6가지 핵심 원리인 집중, 조절, 정확성, 중심화, 호흡 및 움직임을 배우고 강화하는 최상의 방법이다.

본 3장에서는 발과 종아리에서 시작하여 목으로 끝나는 신체의 주요 관절 부위에 대한 스트레칭을 설명하였다. 각 스트레칭의 이름은 스트레칭 되는 근육의 주요 움직임을 나타냈다. 이 책에 나오는 다양한 각도에서 당기는 스트레칭을 살펴보는 것이 좋다. 손이나 몸통과 같은 신체 부위의 위치를 약간 변경하면 근육의 당기는 힘이 변경된다. 이 방식은 각 특정 근육의 긴장감과 통증이 어디에 있는지 알아내는 가장 좋은 방법이다. 스트레칭을 하면서 다양한 각도를 탐색해 보면 스트레칭의 다양성이 더욱 높아질 것이다. 근육 작용의 정의와 관련 주요 용어는 [표 1]에 제시하였다.

1
가자미근 스트레칭
Soleus Stretching

운동 목적
- 근육의 유연성과 혈액순환을 증진, 근육통이나 부상을 예방하거나 완화

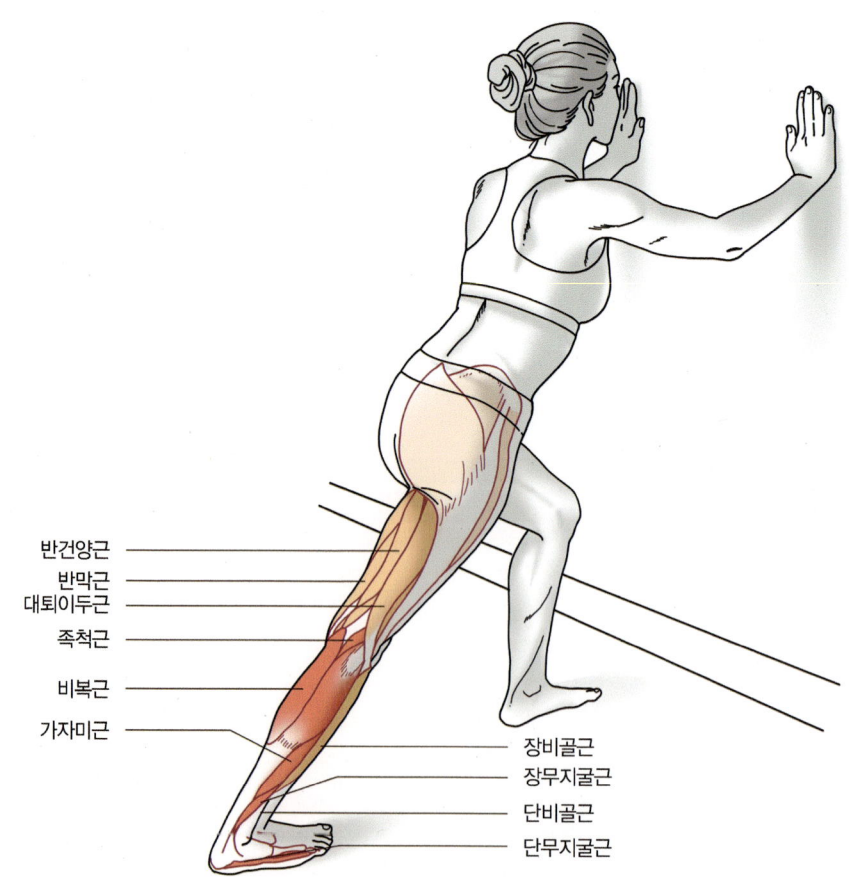

그림 15   가자미근 스트레칭 (Soleus Stretching)

실시 방법

- 한 발을 뒤로 한 보폭 정도 두고 무릎을 구부린 채 선다.
- 반대쪽 발을 앞으로 내밀고 무릎을 구부린다.
- 양쪽 발뒤꿈치를 바닥에 붙인 상태에서 뒤쪽 무릎을 구부리면서 스트레칭 자세를 취한다. 가슴은 곧게 편 상태를 유지하면서 스트레칭이 느껴지면 15초 동안 자세를 유지한다. 다리를 바꿔가면서 스트레칭을 3회 반복한다.

해부학

활성 근육

- 가자미근(soleus muscle)
- 비복근(gastrocnemius muscle)
- 슬와근(popliteus)
- 장지굴근(flexor digitorum longus)
- 장무지굴근(flexor hallucis longus)
- 후경골근(tibialis posterior)

근육 안정화

- 장비골근(peroneus longus)
- 단비골근(peroneus brevis)
- 햄스트링(반건양근, semitendinosus; 반막양근, semimembranosus; 대퇴이두근, biceps femoris)

참고사항

가자미근은 발뒤꿈치와 무릎 뒤쪽에 있는 두 개의 근섬유로 이루어져 있으며, 발을 구부리거나 뛰거나 걷는 등의 움직임에 관여한다. 가자미근은 발가락을 아래로 향하게 하는 발의 발바닥 굴곡을 돕는다. 따라서 더 나은 발목 안정성은 위의 무릎과 고관절이 더 잘 작동하고 고강도 활동에서 힘 흡수를 촉진하는 데 도움이 된다.

새로운 운동프로그램을 시작하거나 익숙하지 않은 활동에 참여할 때마다 그 이후 며칠 동안 근육통을 경험할 수 있다. 이는 일반적으로 지연 발병 근육통(delayed-onset muscle soreness: DOMS)으로 알려져 있다. 이 고통스러운 느낌은 운동 후 24~72시간에 가장 자주 느껴진다. 종아리 근육은 일반적으로 신체의 다른 근육 그룹보다 더 많은 영향을 받기때문에 반복적으로 스트레칭을 실시하면 DOMS 통증을 완화하는 데 도움이 된다.

2
건 스트레칭
Tendon Stretching

운동 목적
■ 균형, 조정, 저항 및 스트레칭을 통합하여 발과 다리 근육 강화

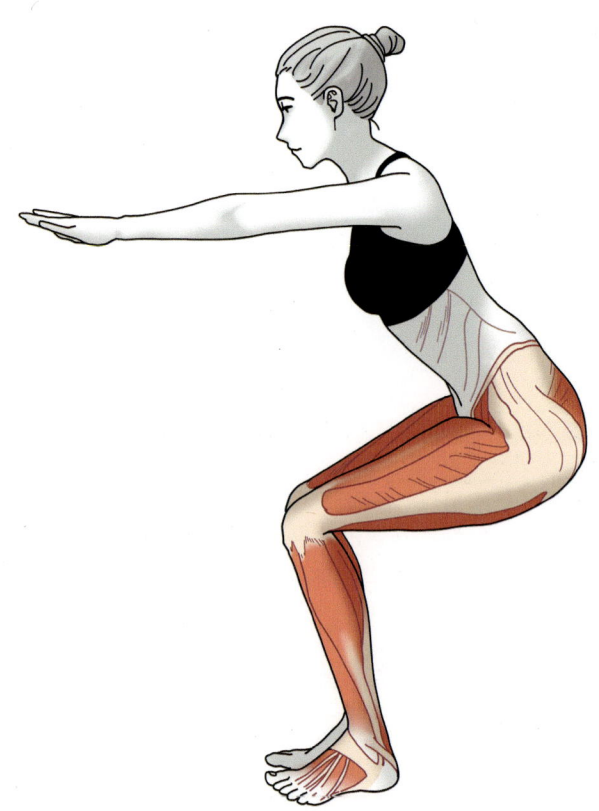

그림 16 　건 스트레칭(Tendon Stretching)

실시 방법

- 두 발을 모으고 평행하게 서서 팔을 몸 앞으로 뻗어 안정성을 확보한다. 발을 바닥에 단단히 고정한 상태에서 발가락을 위쪽으로 구부린다.
- 복부 근육을 끌어당기고 구부려 스쿼트 자세를 취한다. 발뒤꿈치를 바닥에 붙이고 가슴을 가능한 한 수직으로 유지하여 앞으로 너무 많이 구부리고 싶은 충동을 억제한다. 가슴은 꼿꼿이 유지해야 하며 복부가 척추 쪽으로 당겨진다.
- 동작하는 동안 발가락은 위쪽으로 말려 있어야 한다.
- 숨을 내쉬면서 원래 위치로 돌아간다. 일어설 때 바닥을 누르며 다리 근육에 신체 자체의 저항이 생긴다고 상상하면서 5~6회 반복한다.

해부학

활성 근육

- 전경골근(tibialis anterior)
- 비복근(gastrocnemius)
- 가자미근(soleus)
- 내측광근(vastus medialis)

근육 안정화

- 대둔근(gluteus maximus)
- 대퇴이두근(biceps femoris)
- 대퇴직근(rectus femoris)

참고사항

엉덩이와 무릎이 90° 각도를 형성하고 허벅지가 바닥과 평행이 될 때까지 스쿼트 자세를 취하도록 노력한다. 팔이 허벅지와 평행이 되도록 앞으로 똑바로 들어 올리고 상체를 이완시킨다. 운동 내내 몸이 탄탄한 상태를 유지해야 합니다.

    이때 어깨와 목은 편안한 상태를 유지하면서 엉덩이와 무릎이 90° 각도를 이루도록 하여 운동의 효과를 극대화시킨다.

3
햄스트링 스트레칭
Hamstring Stretching

> **운동 목적**
>
> - 햄스트링 근육을 늘리고 유연성을 향상, 허리 통증을 완화하고 부상을 예방

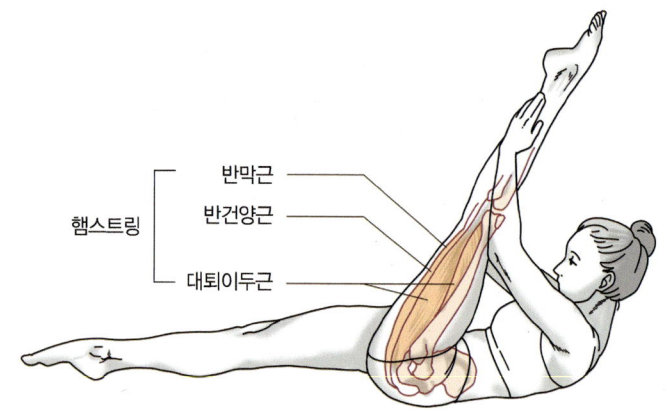

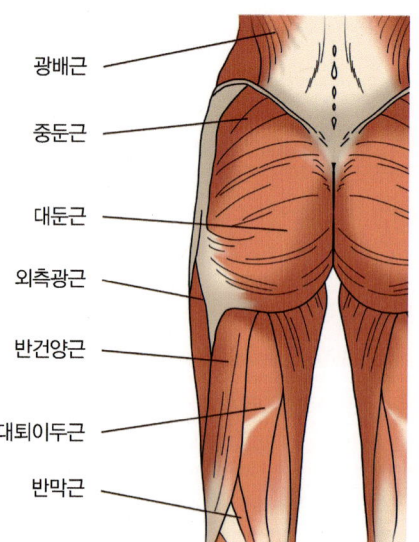

그림 17 햄스트링 스트레칭(Hamstring Stretching)

실시 방법

- 등을 대고 누워 엉덩이를 붙여 놓은 상태에서 한쪽 다리를 들어 올린다.
- 손으로 무릎 뒤쪽을 지탱하면서 허벅지 뒤쪽이 늘어나는 느낌이 들 때까지 무릎을 천천히 편다(뒤꿈치를 밀어낸다는 느낌).
- 15초 동안 자세를 유지한 다음 각 다리에서 순서를 3회 반복한다.

해부학

활성 근육
- 대퇴이두근(biceps femoris)
- 반건양근(semitendinosus)

근육 안정화
- 광배근(latissimus dorsi)
- 중둔근(gluteus medius)
- 외측광근(vastus lateralis)
- 반막양근(semimembranosus)

참고사항

단단한 무릎 굴곡근 또는 햄스트링 근육은 자세와 운동 중 신체가 움직이는 방식에 영향을 미친다. 이러한 근육이 단단해지면 골반과 엉덩이가 자연스러운 정렬에서 벗어나게 되어 등이 편평해지고 자연스러운 곡선이 상실된다. 허리가 더 편평해지면 다리를 따라 내려가는 좌골 신경에 압력이 가해지며 근육이 더 조여질 수 있다. 근육이 팽팽해지면 그 근육도 짧아지며, 짧은 무릎 굴곡근은 특히 허리를 앞으로 구부릴 때 하부 몸통 신근 근육의 긴장을 증가시킨다. 이렇게 추가된 긴장은 하부 몸통 신근 근육을 손상시키고 허리 통증의 가장 흔한 원인 중 하나이다. 또한 무릎 굴근의 유연성이 부족하면 갑자기 이동 속도를 높이거나 더 큰 작업량을 경험할 때 이러한 근육이 부상을 입기 쉽다.

4
기립 무릎 굴곡근 스트레칭
Standing Knee Flexor Stretching

운동 목적

- 기립 균형을 유지하기 위한 근육들의 유연성을 향상

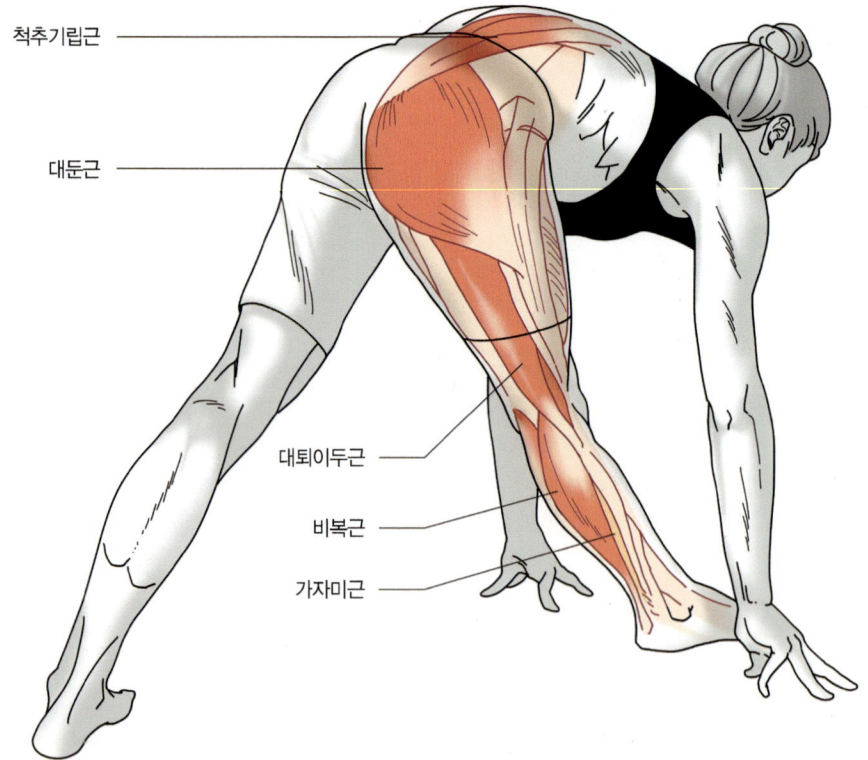

그림 18 기립 무릎 굴곡근 스트레칭 (Standing Knee Flexor Stretching)

실시 방법

- 오른쪽 발뒤꿈치를 왼쪽 발가락보다 편안한 거리에 두고 똑바로 선다.
- 오른쪽 무릎은 곧게 펴고 왼쪽 무릎은 살짝 구부린 상태에서 몸통을 오른쪽 무릎 쪽으로 구부린다.
- 오른발을 향해 손을 뻗는다.
- 반대쪽 다리에도 이 스트레칭을 반복한다.
- 15초 동안 자세를 유지한 다음 각 다리에서 순서를 3회 반복한다.

해부학

활성 근육

- 오른쪽 햄스트링(반건양근, semitendinosus; 반막양근, semitendinosus; 대퇴이두근, biceps femoris)
- 오른쪽 대둔근(gluteus maximus)
- 오른쪽 비복근(gastrocnemius)
- 오른쪽 척추기립근(장늑근, iliocostalis; 척추근, spinalis; 장근, longissimus)

근육 안정화

- 오른쪽 햄스트링(반건양근, semitendinosus; 반막양근, semitendinosus; 대퇴이두근, biceps femoris)
- 오른쪽 대둔근(gluteus maximus)
- 오른쪽 비복근(gastrocnemius)
- 오른쪽 척추기립근(장늑근, iliocostalis; 척추근, spinalis; 장근, longissimus)

참고사항

이 스트레칭에서 최상의 결과를 얻으려면 오른쪽 무릎을 똑바로 유지하고 엉덩이에서 몸통을 직접 구부린다. 이때 등을 최대한 곧게 유지하는 것도 중요하다. 오른발을 살짝 바깥쪽으로 돌리고 머리와 몸통을 오른쪽 무릎의 안쪽으로 더 구부리면 허벅지 뒤쪽 바깥쪽에 있는 대퇴이두근의 스트레칭이 증가한다. 반면, 오른발을 살짝 안쪽으로 돌리고 머리와 몸통을 무릎의 외측(바깥쪽)으로 더 구부리면 허벅지 뒤쪽 안쪽에 위치한 반건양근과 반막양근의 신축성이 증가한다.

5
고관절 굴곡근 스트레칭
Hip Flexor Stretching

운동 목적

- 기립 균형을 유지하기 위한 근육들의 유연성을 향상

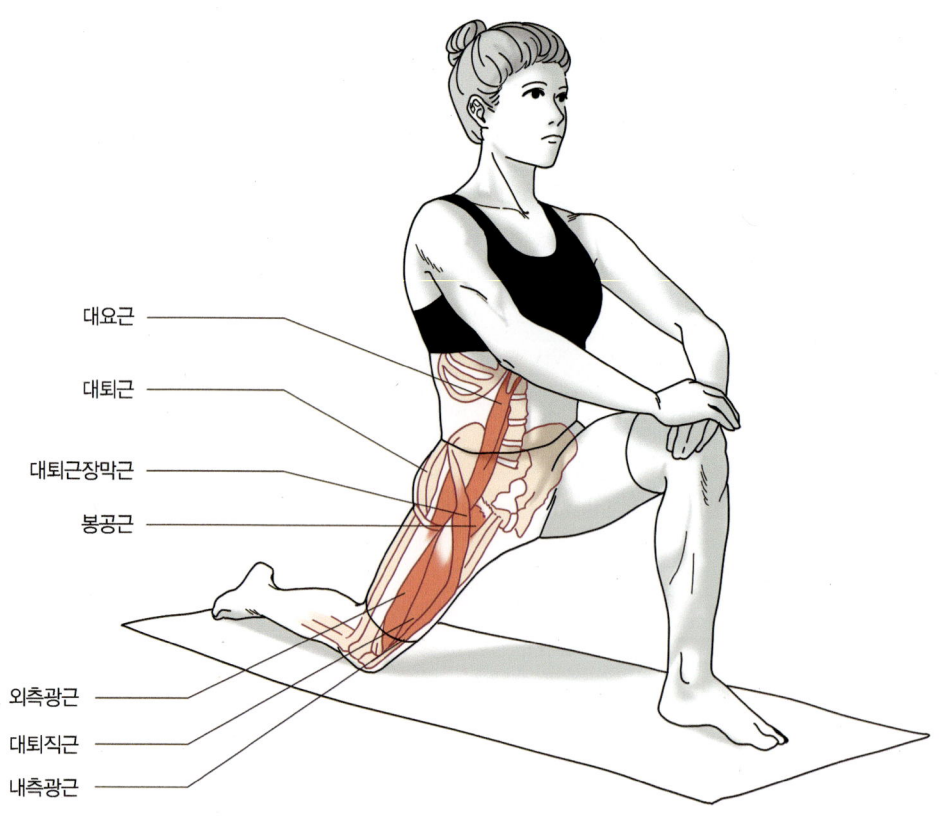

그림 19 고관절 굴곡근 스트레칭 (Hip Flexor Stretching)

실시 방법

- 왼쪽 다리를 앞으로 내밀고, 무릎을 90° 정도 구부린다.
- 왼쪽 무릎이 왼쪽 발목 위에 위치하도록 유지한다.
- 오른쪽 다리를 몸통 뒤로 뻗어 오른쪽 무릎이 바닥에 닿도록 하고, 오른쪽 아래 다리는 바닥에 놓는다.
- 물건을 잡거나 손을 왼쪽 무릎 위에 올려 균형을 유지한다.
- 엉덩이를 앞으로 움직여 왼쪽 무릎을 왼쪽 발목 앞으로 밀고 발목을 배측 굴곡시킨다.
- 반대쪽 다리에도 이 스트레칭을 반복한다.

해부학

활성 근육
- 오른쪽 대퇴사두근(내측광근, vastus medialis; 중간광근, vastus intermedius; 외측광근, vastus lateralis; 대퇴직근, rectus femoris)
- 오른쪽 중간 및 위쪽 봉합근(suture muscle), 오른쪽 대요근(psoas major), 오른쪽 장골(ilium), 오른쪽 대퇴근막장근(tensor fasciae lata)

근육 안정화
- 오른쪽 흉근(pectoralis)
- 오른쪽 대둔근(gluteus maximus)

참고사항

대부분의 사람들이 대퇴사두근보다 햄스트링을 훨씬 더 많이 늘리는 경향이 있기 때문에 햄스트링 근육보다 대퇴사두근이 더 강하지만 유연성이 떨어지는 경향이 있다. 이로 인해 두 근육 그룹 사이에 근력과 유연성의 불균형이 발생한다. 이러한 불균형을 교정하려면 대퇴사두근을 정기적으로 스트레칭하는 데 더 중점을 두어야 한다.

    이 자세로 천천히 움직일 때 왼쪽 무릎이 앞으로 향하게 유지한다. 왼쪽 무릎이 어느 한쪽을 가리키거나 오른쪽 무릎이 바닥 표면을 따라 움직이지 않도록 한. 엉덩이가 앞쪽 방향으로 배치된 상태에서 등을 아치형으로 만들면 근육의 스트레칭이 증가할 수 있다. 이렇게 하면 대퇴사두근뿐만 아니라 골반 앞쪽에 위치한 고관절 굴곡근도 스트레칭 된다.

6
대퇴사두근 스트레칭
Quadriceps Stretching

운동 목적

- 둔근 강화, 엉덩이 근육 강화, 균형 및 달리기 역학을 개선

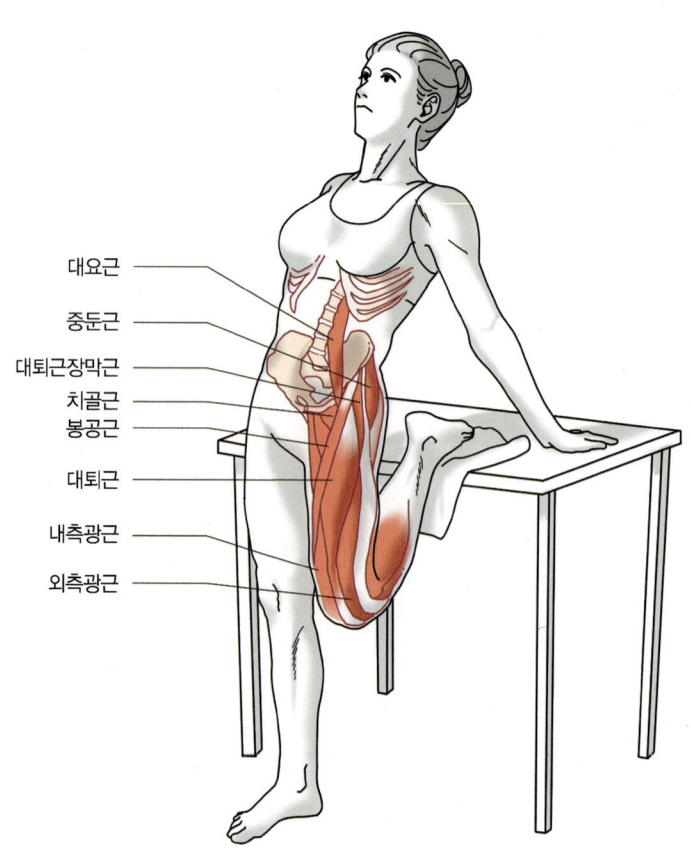

그림 20 대퇴사두근 스트레칭 (Quadriceps Stretching)

실시 방법

- 왼손으로 왼쪽 발을 잡거나 엉덩이 높이보다 낮은 테이블을 향해 등을 대고 선다.
- 오른쪽 다리에 체중의 균형을 맞추고 무릎을 살짝 구부린다.
- 왼쪽 무릎을 구부리고 뒤쪽 지지면에 왼쪽 발목을 지탱한다.
- 테이블의 경우, 엉덩이 뒤 15~30cm 떨어진 후면 지지 표면에 양손을 놓는다.
- 왼쪽 발의 뒤꿈치가 엉덩이에 최대한 가까워지도록 몸통을 천천히 뒤로 움직인다(발목과 무릎이 편안한지 확인).
- 엉덩이를 앞으로 밀면서 동시에 어깨를 엉덩이 쪽으로 구부려 등을 아치형으로 만든다.
- 반대쪽 다리에도 이 스트레칭을 반복한다.

해부학

활성 근육

- 대퇴사두근(내측광근, vastus medialis; 중간광근, vastus intermedius; 외측광근, vastus lateralis; 대퇴직근, rectus femoris) 중간 및 상단 오른쪽 봉합근(suture muscle)
- 왼쪽 대요근(psoas major)
- 왼쪽 대퇴근막장근(tensor fascia lata)
- 왼쪽 장골(ilium)

근육 안정화

- 왼쪽 흉근(pectorals)
- 왼쪽 중둔근(gluteus medius)

참고사항

발목을 위쪽 방향보다 뒤쪽 방향으로 천천히 당기면서 엉덩이도 앞으로 움직이는지 확인하는 데 집중. 이 이중 작용은 골반 부위 앞쪽에 있는 고관절 굴근과 대퇴사두근을 신장시킨다. 앞쪽 허벅지의 외측 또는 내측에 통증이나 압박감을 느끼는 경우, 상체를 허벅지 바깥쪽으로 회전시켜 내측 근육(내측 광근 및 흉골)에 스트레칭 중점을 둔다. 대부분의 스트레칭 강조를 측면 근육(외측광근 및 대퇴근막장근)에 두려면 뒤로 구부릴 때 상체를 측면 근육에서 멀어지게 회전한다(오른쪽을 시계 반대 방향으로 회전).

최적의 효과를 얻으려면 등을 지지하는 표면에 양손을 받치는 것이 중요하다. 또한, 허리를 조심스럽게 구부리면서 엉덩이를 앞으로 움직인다. 이를 통해 근육에 가해지는 스트레칭의 양을 더 잘 제어할 수 있다. 이러한 절차를 따르면 대퇴사두근과 골반 부위 앞에 위치한 고관절 굴곡근의 스트레칭이 최대화된다. 안전과 편안함을 위한 방법으로 발목이 놓이는 지지대에 패드를 덧대는 것이다.

7
엉덩이 및 등 신근 스트레칭
Hip & Back Extensor Stretching

운동 목적

- 골반과 등 근육 강화, 보행 능력 향상, 부상 예방

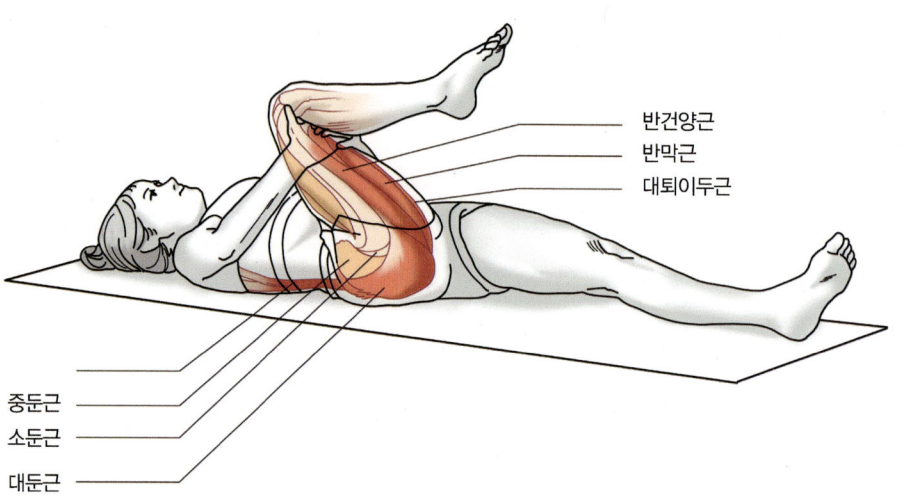

그림 21   엉덩이 및 등 신근 스트레칭(Hip & Back Extensor Stretching)

실시 방법

- 편안한 바닥에 등을 대고 누워 오른쪽 무릎을 구부려 가슴 쪽으로 가져온다.
- 왼쪽 다리는 편 상태를 유지한 채 오른쪽 무릎을 양손으로 잡고 가슴 쪽으로 최대한 끌어당긴다. 반대쪽 다리에도 이 스트레칭을 반복한다.

해부학

활성 근육

- 오른쪽 대둔근
- 오른쪽 척추기립근(장늑근, iliocostalis; 긴시근, longissimus; 척추근, spinalis)
- 오른쪽 하부 광배근(lower latissimus dorsi)
- 오른쪽 햄스트링(반건양근, semitendinosus; 반막양근, semimembranosus; 대퇴이두근, biceps femoris)

근육 안정화

- 오른쪽 중둔근(gluteus medius)
- 오른쪽 소둔근(gluteus minimus)

참고사항

이 스트레칭은 허리, 골반, 엉덩이 통증으로 고통받는 사람들에게 효과적이다. 엉덩이 및 등 신근 스트레칭을 수행하면 이러한 근육 그룹에 유연성과 힘이 증가되어 향후 부상 가능성을 줄이는 데 도움이 된다. 준비운동 목적으로 처음에는 두 다리를 동시에 사용하는 것이 좋다. 몸이 따뜻해지면 한쪽 무릎을 가슴 쪽으로 끌어올리고 무릎을 겨드랑이 쪽으로 끌어당기면 이 스트레칭의 효과가 극대화된다.

8
고관절 외회전근과 등 신전근 스트레칭
Hip External Rotator & Back Extensor Stretching

운동 목적

- 골반, 허리, 어깨 및 목 근육 강화, 보행 능력 향상, 부상 예방

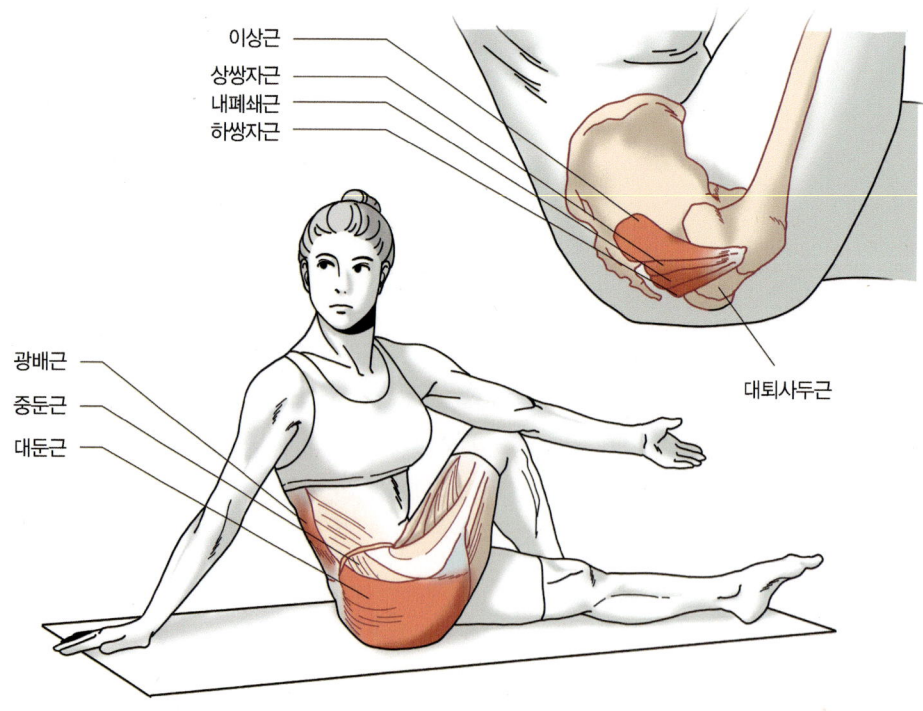

그림 22 엉덩이 및 등 신근 스트레칭 (Hip & Back Extensor Stretching)

실시 방법

- 바닥에 앉아 왼쪽 다리를 쭉 뻗고 오른쪽 다리를 구부려 오른쪽 발을 왼쪽 무릎 바깥쪽에 놓는다.
- 왼쪽 팔을 구부리고, 왼쪽 팔꿈치 바깥쪽을 들어 올린 오른쪽 무릎 바깥쪽에 위치시킨다.
- 오른쪽 엉덩이 근처 바닥에 오른쪽 팔을 고정한다. 왼쪽 팔꿈치를 오른쪽 무릎에 대고 몸통을 최대한 오른쪽으로 비틀어준다. 오른쪽 무릎이 안정된 자세를 유지할 수 있도록 왼쪽 팔꿈치로 충분한 압력을 유지한다. 반대쪽 다리에도 이 스트레칭을 반복한다.

해부학

활성 근육(오른쪽)

- 대둔근(gluteus maximus)
- 중둔근(gluteus medius)
- 소둔근(gluteus minimus)
- 이상근(piriformis)
- 상사근(gemellus superior)
- 하복근(gemellus inferior)
- 외폐쇄근(obturator externus)
- 내폐쇄근(obturator internus)
- 대퇴방형근(quadratus femoris)
- 광배근 하부(lower latissimus dorsi)
- 척추기립근(장늑골, iliocostalis; 장근, longissimus; 척추근, spinalis)

근육 안정화(왼쪽)

- 대둔근
- 중둔근
- 척추기립근(장늑근, 장척근, 척추근)
- 하부 광배근

참고사항

이 스트레칭을 실행하는 동안 몸통을 똑바로 유지하여 등을 구부리거나 앞으로 구부리지 않는다. 느린 동작으로 천천히 몸통을 비틀도록 주의한다. 이는 목표 근육의 스트레칭 정도를 조절하는 데 도움이 된다.

9
하부 몸통 측면 굴곡근 스트레칭
Lower-Trunk Lateral Flexor Stretching

운동 목적

- 체간의 안정성과 자세 조절, 회전, 굴곡근의 유연성 강화

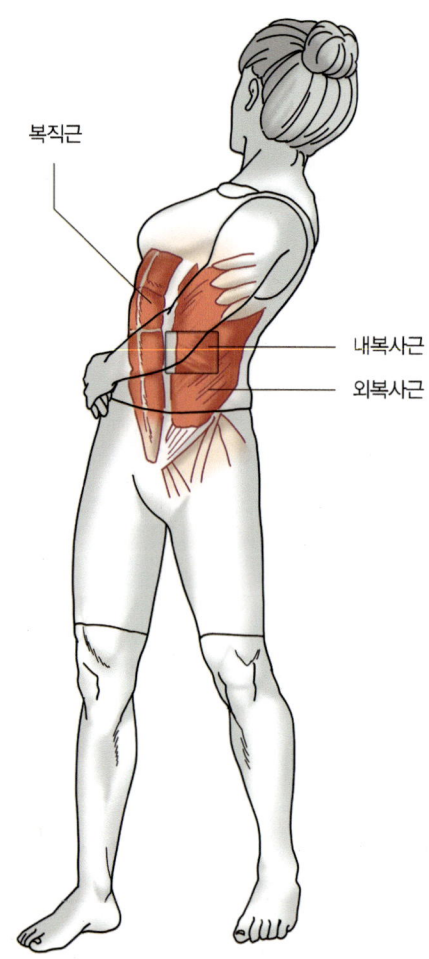

그림 23 하부 몸통 측면 굴곡근 스트레칭(Lower-Trunk Lateral Flexor Stretching)

실시 방법

- 다리를 어깨너비로 벌리고 오른쪽 발이 왼발보다 약 30cm 앞에 똑바로 선 자세에서 양손을 오른쪽 엉덩이 근처에 놓는다.
- 천천히 등을 굽혀 엉덩이를 수축하고 엉덩이를 앞으로 밀어낸다.
- 계속해서 등을 굽히면서 몸통을 왼쪽으로 돌리고 머리를 오른쪽으로 뒤로 내리고 손을 오른쪽 엉덩이를 지나 오른쪽 다리 아래로 민다. 반대편에도 이 단계를 반복한다.

해부학

활성 근육
- 복직근(rectus abdominis)
- 왼쪽 외복사근(external oblique)
- 왼쪽 내복사근(internal oblique)

근육 안정화
- 왼쪽 요방형근(quadratus lumborum)
- 왼쪽 대요근(psoas major)
- 왼쪽 장골(iliacus)
- 왼쪽 회전근(rotatores)
- 왼쪽 횡횡근(intertransversarii)

참고사항

이 스트레칭은 척추 디스크의 과도한 압박, 척추 관절의 막힘, 요추에서 나오는 척수 신경의 협착을 유발할 수 있어 요통 환자는 피하는 것이 좋다. 또한 다른 허리 굴근 스트레칭이 개선되지 않을 때만 이 운동을 사용해야 한다. 이 스트레칭을 할 때는 아치를 최소한으로 하고, 아치를 하는 동안 엉덩이를 꽉 조이도록 한다. 엉덩이를 조이면 허리에 가해지는 스트레스가 줄어든다. 이 운동을 하는 동안 균형을 잃기 쉬우므로 각별히 주의해야 한다.

10
삼두근 스트레칭
Triceps Stretching

운동 목적

- 근육 긴장 완화, 관절 가동성 향상, 통증 완화

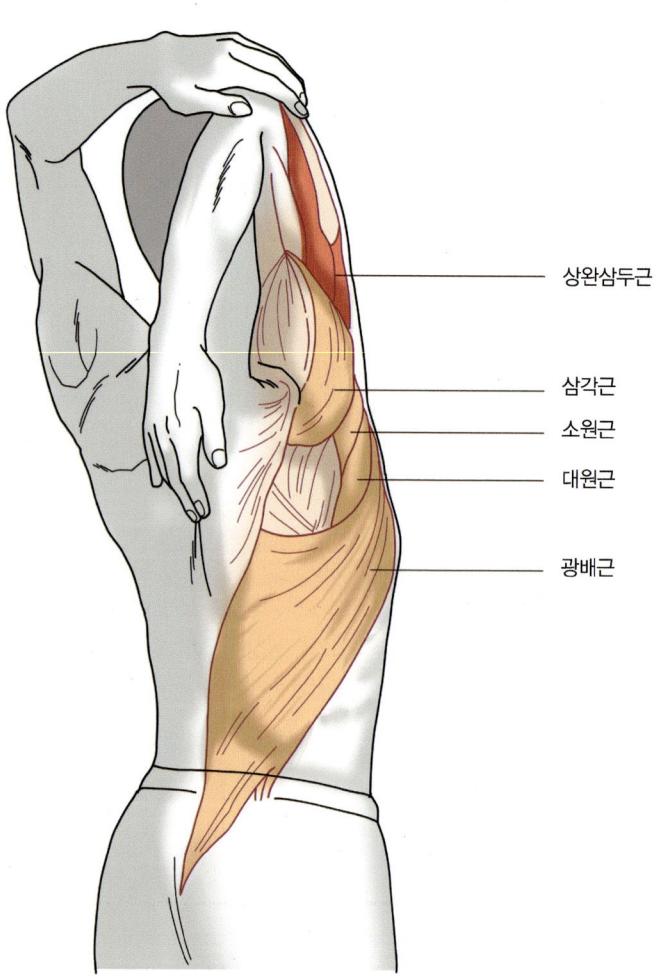

그림 24 삼두근 스트레칭(Triceps Stretching)

실시 방법

- 등받이가 있는 의자에 앉거나 왼팔을 팔꿈치로 구부린 채 똑바로 선다.
- 팔꿈치가 왼쪽 귀 옆에 오고 왼손이 오른쪽 견갑골 근처에 올 때까지 왼쪽 팔을 들어 올린다.
- 오른손으로 왼쪽 팔꿈치 바로 아래의 윗팔을 잡고, 왼쪽 팔꿈치를 머리 뒤로 바닥을 향해 당기거나 밀어낸다.
- 반대쪽 팔에도 이 단계를 반복한다.

해부학

활성 근육
- 왼쪽 상완 삼두근(left triceps brachii)

근육 안정화
- 왼쪽 광배근(left latissimus dorsi)
- 왼쪽 대원근(left teres major)
- 왼쪽 소원근(left teres minor)
- 왼쪽 후방 삼각근(left posterior deltoid)

참고사항

팔꿈치 신근 근육의 긴장은 팔을 움직일 때 측면 팔꿈치에 통증이 발생하는 원인이다. 이러한 압박감은 일반적으로 근육을 긴장시키거나 팔을 완전히 뻗은 상태에서 저항에 대항하여 작업할 때 발생한다. 따라서 이러한 근육을 사용하는 모든 활동은 긴장을 유발할 수 있다. 등받이가 있는 의자에 앉아 이 스트레칭을 하면 균형을 더 잘 조절할 수 있다. 몸이 균형을 이룰 때 근육에 더 큰 스트레칭 힘이 가해질 수 있다. 또한 이 스트레칭은 어깨로 가는 혈류를 크게 감소시키므로 장시간 수행하지 않는다.

11
손목 신전 스트레칭
Wrist Extensor Stretching

운동 목적

- 손목 신전근의 유연성, 혈액순환을 증진, 근육통이나 부상을 예방

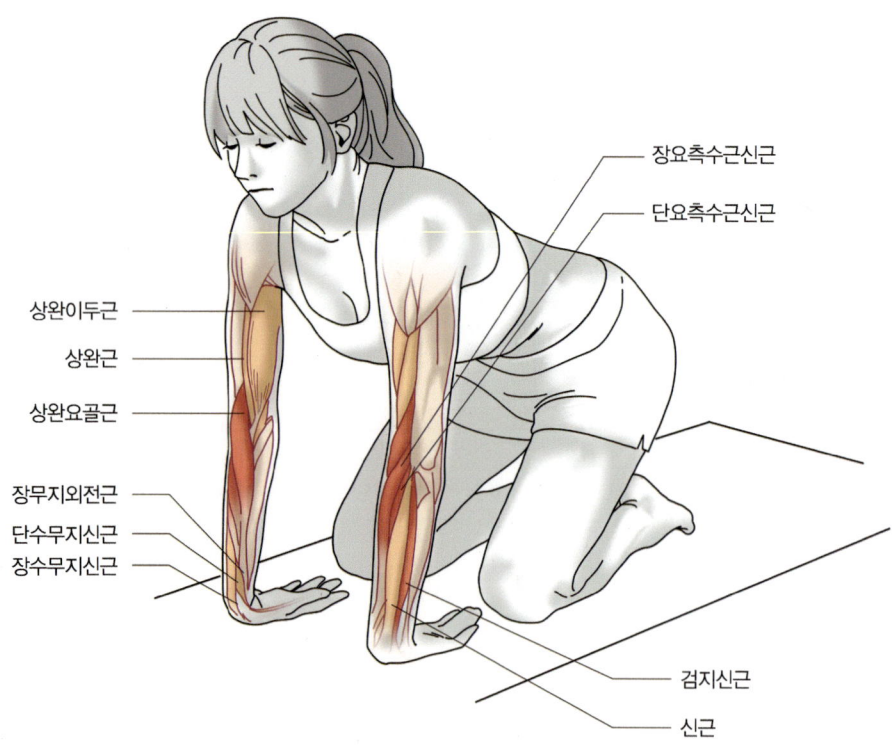

그림 25 손목 신전 스트레칭 (Wrist Extensor Stretching)

실시 방법

- 바닥에 무릎을 꿇은 상태에서 양 손목을 구부리고 손등을 바닥에 대고 손을 어깨너비로 벌린다. 손가락을 무릎쪽으로 향하게 한다.
- 팔꿈치를 곧게 편 상태에서 손등을 바닥에 대고 엉덩이를 발뒤꿈치까지 가져오면서 몸을 뒤로 젖힌다.

해부학

활성 근육

- 요측상완근(brachioradialis muscles)
- 단요측수근신근(extensor carpi radialis brevis muscles)
- 장요측수근신근(extensor carpi radialis longus muscles)
- 척측수근신근(extensor carpi ulnarisless-stretched muscles)

근육 안정화(왼쪽)

- 회외근(supinator muscles)
- 상완근(brachialis muscles)
- 상완이두근(biceps brachii muscles)
- 공지신근(extensor digitorum communis muscles)
- 단무지신근(extensor pollicis brevis muscles)
- 장무지신근(extensor pollicis longus muscles)
- 장무지외전근(abductor pollicis longus muscles)

참고사항

초보자 스트레칭은 손목의 움직임 범위가 작거나 손목을 사용할 때 통증이 심한 사람에게 가장 적합하다. 그러나 더 넓은 가동 범위를 얻은 후에는 손목 신근의 과로로 인해 발생할 수 있는 문제를 줄이기 위해 중간 스트레칭을 수행해야 한다. 이 스트레칭은 손이 무릎에 가까울수록 손등이 바닥에 닿는 것이 더 쉽지만, 손이 무릎 앞에 있을수록 스트레칭이 더 많이 적용된다.

변형동작

(1) 손목 요골 편위근 및 신근 스트레칭(Wrist Radial Deviator and Extensor Stretch)
- 손가락이 가리키는 방향을 변경하면 팔뚝 근육의 스트레칭 강조를 변경할 수 있다. 예를 들어, 손목 신근 근육과 요골 편위근을 동시에 스트레칭할 수 있다.
- 손목을 구부리고 손등을 바닥에 대고 바닥에 무릎을 꿇고 시작 자세를 취한다.
- 손가락을 무릎을 향하게 하는 대신 손가락이 안쪽을 향하도록(손가락 끝이 서로를 향하도록) 손을 회전시킨다.
- 손등을 바닥에 대고 뒤로 기대어(엉덩이부터 발뒤꿈치까지) 원하는 근육을 스트레칭한다.

(2) 손목 척골 편위근 및 신근 스트레칭(Wrist Ulnar Deviator and Extensor Stretch)
- 손목 신전근과 척골 편위근을 동시에 스트레칭하려면 먼저 손목을 굽히고 손등을 바닥에 대고 바닥에 무릎을 꿇고 시작 자세를 취한다.
- 손가락이 무릎을 향하는 대신 손가락이 옆쪽을 향하도록 손을 회전한다(손가락 끝이 신체의 정중선에 수직인 선에서 신체 반대쪽을 향함).
- 손등을 바닥에 대고 뒤로 기대어(엉덩이부터 발뒤꿈치까지) 원하는 근육을 스트레칭한다.

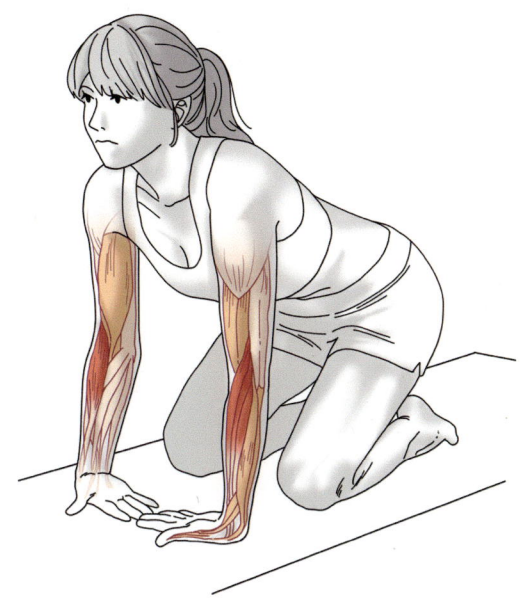

그림 26 손목 요골 편위근 및 신근 스트레칭
(Wrist Radial Deviator and Extensor Stretch)

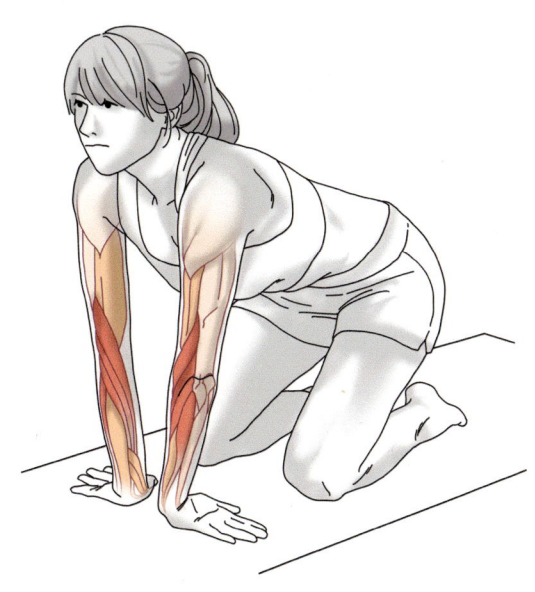

그림 27 손목 척골 편위근 및 신근 스트레칭
(Wrist Ulnar Deviator and Extensor Stretch)

12
어깨 굴근 스트레칭
Shoulder Flexor Stretching

운동 목적

- 목어깨 통증 완화

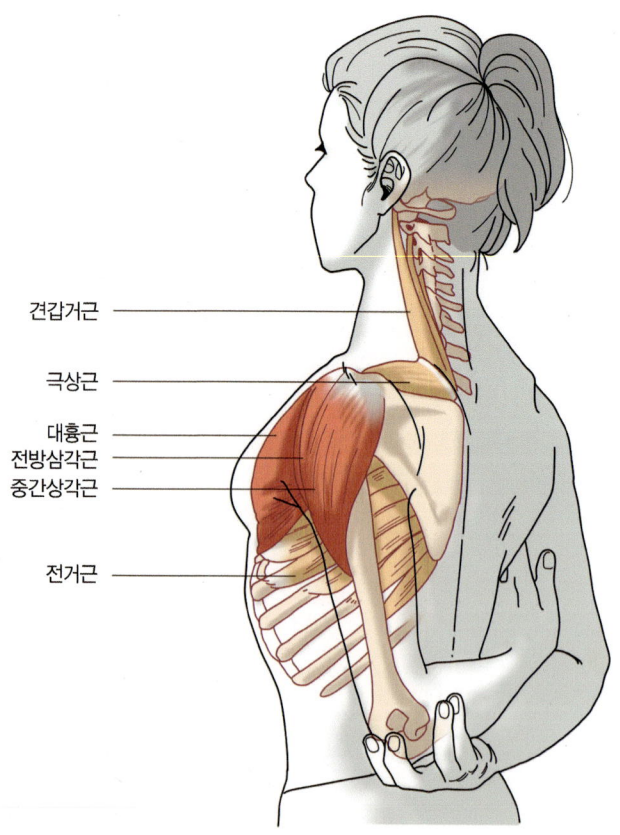

그림 28   어깨 굴근 스트레칭 (Shoulder Flexor Stretching)

실시 방법

- 등받이가 없는 의자나 스탠드에 똑바로 앉아 왼쪽 팔을 등 뒤에 두고 팔꿈치를 약 90° 구부린다.
- 발을 어깨너비로 벌리고 발가락이 앞쪽을 향하도록 놓는다.
- 유연성에 따라 오른손으로 왼쪽 팔꿈치, 팔뚝 또는 손목을 잡는다.
- 왼쪽 팔 위쪽을 등을 가로질러 오른쪽 어깨 쪽으로 당기고 반대쪽 팔에도 이 스트레칭을 반복한다.

해부학

활성 근육

- 왼쪽 대흉근(pectoralis major)
- 왼쪽 전면 삼각근(anterior deltoid)
- 중간 삼각근(middle deltoid)

근육 안정화

- 왼쪽 견갑거근(levator scapulae)
- 왼쪽 소흉근(pectoralis minor)
- 왼쪽 극상근(supraspinatus)
- 왼쪽 전거근(serratus anterior)
- 왼쪽 오구완근(coracobrachialis)

참고사항

이 스트레칭은 어깨 충돌, 어깨 활액낭염, 회전근개 건염 및 오십견과 관련된 통증을 완화하는 데 도움이 된다. 운동 시 팔꿈치에 닿지 않으면 손목을 잡는다. 손목을 당길 때 팔을 등 뒤로 당기는 것은 쉽지만, 가로로 당기는 것뿐만 아니라 위로 당기는 것이 가장 좋은 효과가 있다. 또한 팔꿈치를 거의 90° 각도로 등의 정렬을 변경하면 스트레칭 정도에도 영향을 미친다. 등을 곧게 유지할 수 없다면 허리를 굽히는 것보다 등을 아치형으로 만드는 것이 좋다.

13
어깨 외전근 스트레칭
Shoulder Abductor Stretching

운동 목적
- 어깨 외전근의 유연성, 혈액순환을 증진, 근육통이나 부상을 예방

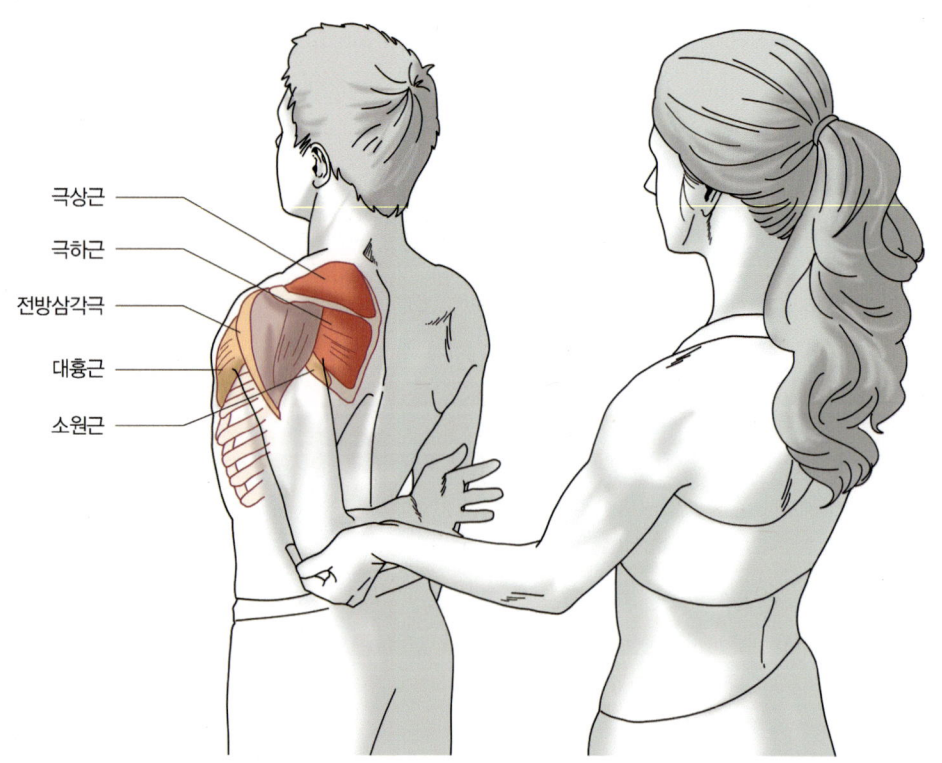

그림 29   어깨 외전근 스트레칭(Shoulder Abductor Stretching)

실시 방법

- 발을 어깨너비로 벌리고 발가락이 정면을 향하도록 똑바로 선 다음 왼쪽 팔을 등 뒤로 가져오고 팔꿈치를 90° 구부린다.
- 보조자는 등을 바라보고 실시자 뒤에 서서 왼쪽 팔꿈치를 잡는다.
- 보조자는 갑자기 또는 큰 힘으로 당기지 않도록 주의하면서 팔꿈치를 머리 쪽으로 부드럽게 뒤로 뒤로 당긴다. 반대쪽 팔에도 이 단계를 반복한다.

해부학

활성 근육
- 왼쪽 극상근(supraspinatus)
- 왼쪽 극하근(infraspinatus)

근육 안정화
- 왼쪽 전방 삼각근(anterior deltoid)
- 왼쪽 소원근(left teres minor)
- 왼쪽 대흉근(pectoralis major)
- 왼쪽 오구완근(coracobrachialis)

참고사항

극상근 및 극하근 근육은 뒤에서 앞으로 밀기 동작을 반복적으로 수행하거나 물건을 들어올리는 등 아래쪽으로 당기는 동작을 수행할 때 팽팽해질 수 있다. 특히 극상근은 머리 위로 움직이는 동안 항상 작동하므로 피로할 때 쉽게 긴장될 수 있다. 이 스트레칭은 또한 어깨 충돌, 어깨 활액낭염, 회전근개 건염 및 오십견과 관련된 통증을 완화하는 데 도움이 될 수 있다. 이 스트레칭을 보조하는 사람은 팔을 위로 올렸다가 뒤로 당길 때 천천히 진행해야 한다.

14
목 굴근 및 회전 스트레칭
Neck Flexor and Rotation Stretching

운동 목적
- 목의 유연성을 향상, 목 근육의 긴장을 완화, 통증 완화

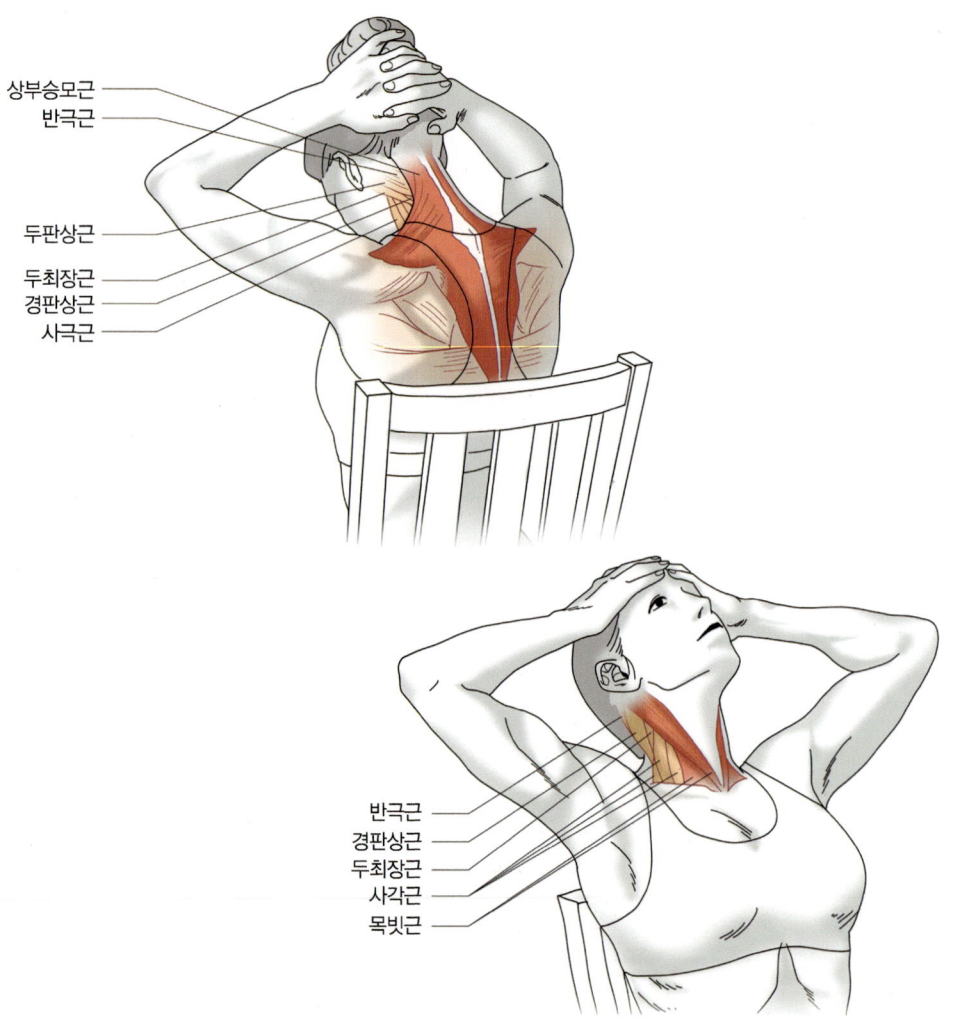

상부승모근
반극근
두판상근
두최장근
경판상근
사극근

반극근
경판상근
두최장근
사각근
목빗근

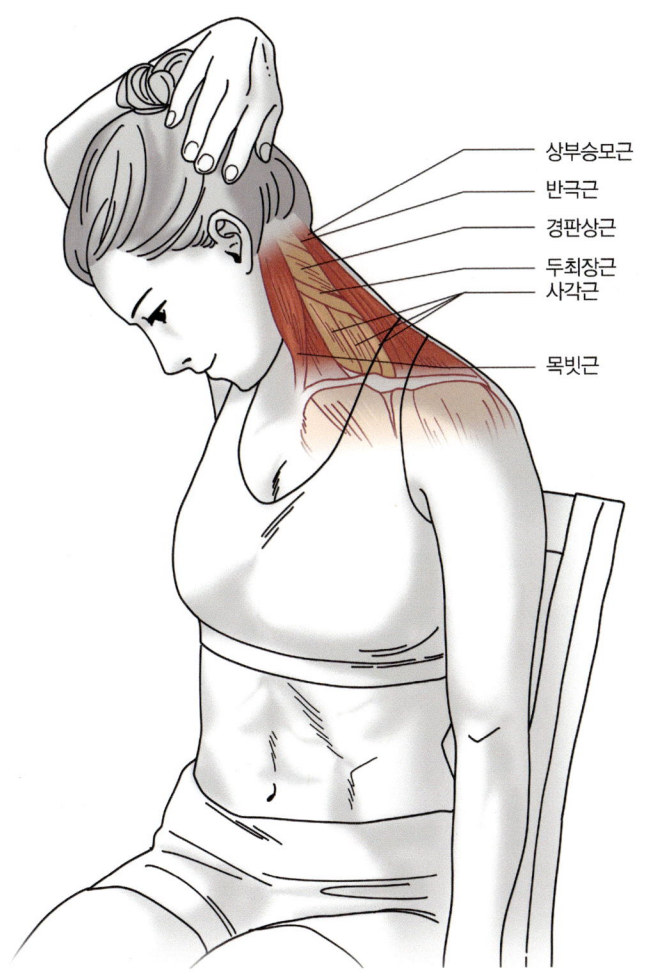

그림 30 목 굴근 및 회전 스트레칭(Neck Flexor and Rotation Stretching)

> 실시 방법

- 목 뒤쪽 스트레칭: 등을 곧게 펴고, 손을 머리 뒤쪽에 얹은 다음, 손으로 목 앞쪽으로 당겨준다.
- 목 앞쪽 스트레칭: 등을 곧게 펴고, 손을 머리 앞쪽에 얹은 다음, 목 뒤쪽으로 당겨준다.
- 목 옆쪽 스트레칭: 한쪽 손을 머리 측면에 얹은 다음, 머리가 어깨를 향하도록 아래로 당긴다.
- 목 회전 스트레칭: 등을 곧게 펴고, 양손으로 머리를 잡은 다음, 천천히 돌려준다.

> 해부학

◎ 목 뒤쪽 스트레칭

활성 근육
- 상부승모근(upper trapezius)

근육 안정화
- 왼장긴근(longissimus capitis)
- 반극근(semispinalis capitis)
- 장판염(splenius capitis)
- 경판판(splenius cervicis)
- 목뼈근(scalene)

◎ 목 앞쪽 스트레칭

활성 근육
- 흉쇄유돌근(sternocleidomastoid)

근육 안정화
- 장긴근(longissimus capitis)
- 반극근(semispinalis capitis)
- 두팽대근(splenius capitis)
- 목뼈근(scalene)

◎ 목 옆쪽 스트레칭

활성 근육
- 상부승모근(upper trapezius)
- 흉쇄유돌근(sternocleidomastoid)

근육 안정화
- 장긴근(longissimus capitis)
- 비장근(splenius capitis)
- 반극근(semispinalis capitis)
- 목뼈근(scalene)

◎ 목 회전 스트레칭

활성 근육
- 흉쇄유돌근(sternocleidomastoid)

근육 안정화
- 장긴근(longissimus capitis)
- 비장근(splenius capitis)
- 반극근(semispinalis capitis)

> **참고사항**

이 스트레칭은 앉거나 서서 할 수 있으며, 앉았을 때 더 큰 스트레칭이 적용된다. 서 있으면 균형 상실을 방지하기 위해 반사 신경이 작용하기 때문에 스트레칭 능력이 감소한다. 스트레칭 중에는 어깨가 아래로 내려가 있는지 확인해야 한다. 또한, 목을 가능한 한 곧게 유지하고 턱을 가슴의 가장 낮은 지점에 닿도록 한다.

어깨를 굽히면 목 뒤쪽 근육의 이완 능력이 제한되어 근육이 단단해지고 통증과 피로가 가중된다. 또한, 올바른 자세를 유지하려면 목 신근 근육을 느슨하게 유지해야 하며, 목 양쪽을 동시에 스트레칭하는 것부터 왼쪽과 오른쪽을 개별적으로 스트레칭하는 것으로 진행한다. 한 번에 한쪽 씩 스트레칭을 하면 근육에 더 큰 스트레칭을 적용할 수 있다.

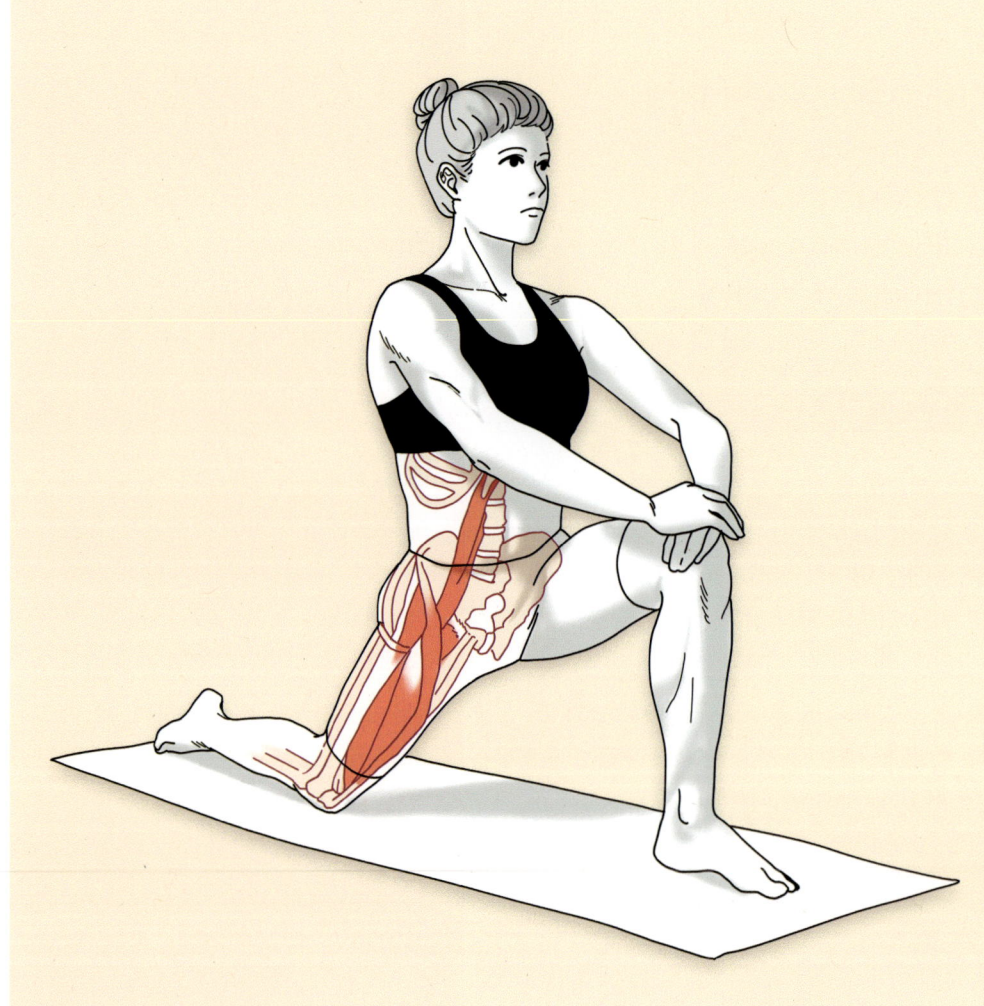

센트리얼 필라테스 해부학

필라테스 운동 을 위한 필수해부학
Pilates Exercises

CHAPTER IV

필라테스를 시작하는 경우 준비운동으로 스트레칭을 습득한 후 각 운동에 수반되는 구체적인 제안을 숙지하는 것이 좋다. 이렇게 하면 무엇을 찾아야 하는지, 무엇을 피해야 하는지, 통증이나 부상으로 고통받는 경우 운동을 피해야 하는 시기를 정확히 알 수 있을 것이다.

본 장의 진행순서는 필라테스의 계층적이고 반복적인 구조를 강화하는 역할을 한다. 수련자에게 단일 근육을 분리하고 운동하는 것으로 시작하고 운동이 더욱 어려워짐에 따라 여러 근육군을 동시에 사용하게 한다.

1
헌드레드
Hundred

> **운동 목적**
>
> - 핵심 코어 근육을 강화, 심폐 기능을 향상, 혈액순환을 촉진

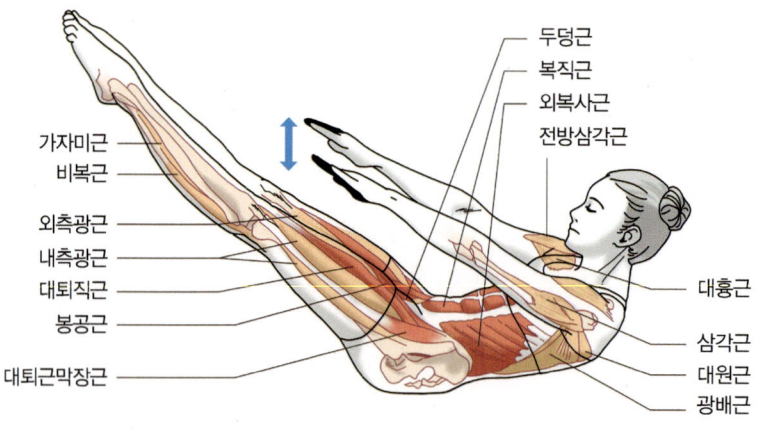

그림 31 　헌드레드(Hundred)

실시 방법

- 시작 위치: 골반 안정성을 유지하기 위해 누운 상태에서 60° 이상 높이로 다리를 곧게 펴고 발을 가리킨다. 팔은 손바닥이 아래를 향하도록 몸 옆 매트 위에 놓는다.
- 숨을 내쉰다: 복벽을 안으로 당기고 위쪽 몸통을 가슴 들어올리기 위치로 들어 올린다. 팔을 허벅지 위 15~20cm 앞으로 가져오고 손바닥은 아래로 내린다. 호흡을 하면서 총 5회를 셀 때마다 팔을 약간 아래로 펌핑한 다음 위로 올린다. 숨을 내쉬기 시작할 때, 척추를 굽히기 위해 다른 복부를 사용하기 직전에 복횡근의 사용을 장려하기 위해 복벽을 척추 쪽으로 끌어당기고, 동작 시작 시 어깨 굴근이 팔을 들어 올린다. 좋은 자세가 유지

- 되는 한 이 주기를 10회 또는 100회 펌핑 동작으로 반복한다. 몸통을 낮추고 팔을 다시 시작 위치로 가져온다.
- 숨을 들이마신다: 능동적인 호흡을 하면서 총 5회 횟수를 셀 때마다 팔을 약간 아래로 펌핑한 다음 위로 올린다.
- 고관절 굴곡근은 다리를 올린 자세, 무릎 신근은 무릎의 직선 자세를 유지하고, 발목-발 발바닥 굴곡은 발의 뾰족한 자세를 유지한다. 또한, 허벅지 안쪽을 부드럽게 조여 엉덩이 내전근을 활성화하는 동시에 다리를 바깥쪽으로 뻗는다. 팔이 펌핑되면서 몸통의 고정된 깊은 C 곡선을 유지한다.

해부학

목표 근육
- 척추 굴곡근: 복직근, 외복사근, 내복사근
- 고관절 굴근: 장요근, 대퇴직근, 봉근근, 대퇴근막장근, 흉근

동반 근육
- 전방 척추 안정근: 복횡근
- 고관절 내전근: 장내전근, 단내전근, 대내전근, 박근
- 무릎 신근: 대퇴사두근
- 발목-발 발바닥 굴곡근: 비복근, 가자미근
- 어깨 신근: 대흉근(흉골), 광배근, 대원근
- 어깨 굴근: 대흉근(쇄골), 전면 삼각근
- 팔꿈치 신근: 상완 삼두근

참고사항

헌드레드는 팔이 반복적이고 격렬하게 움직일 때 무릎을 펴고 매트에서 다리를 떼면서 척추 굴곡의 일정한 위치를 유지해야 하기 때문에 코어 안정성에 특히 어려운 도전을 제공한다. 따라서 힘이나 기술이 부족한 사람들에게는 잠재적으로 위험이 있을 수 있다. 이 운동은 고관절 굴근의 수축으로 인해 다리가 중력에 맞서 매트에서 떨어지게 된다. 고관절 굴근(특히 장요근과 대퇴직근)이 척추와 골반 앞쪽에 부착되어 있기 때문에 이들의 수축으로 인해 허리가 아치가 되고 골반이 구부러지는 경향이 있다. 적절한 복부 안정화가 동시에 수행되지 않는 한 앞쪽으로 기울어진다(그림 참조). 양쪽 다리가 매트에서 떨어져 있고 무릎이 곧게 펴져 있어 고관절 굴근의 강한 수축이 필요하며, 복부가 코어를 안정시키고 하체를 유지하는 것이 중요하다.

2
싱글 레그 서클
Single Leg Circle

> **운동 목적**
> - 코어, 깊은 목 굴곡근, 다리를 강화, 고관절의 스트레칭을 제공하고 조화력을 향상

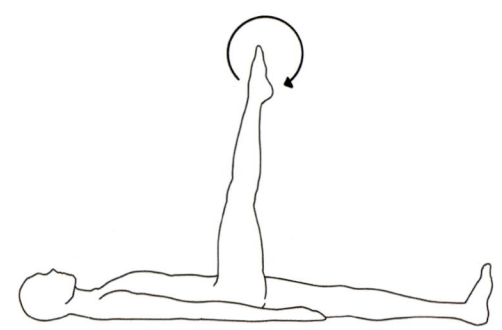

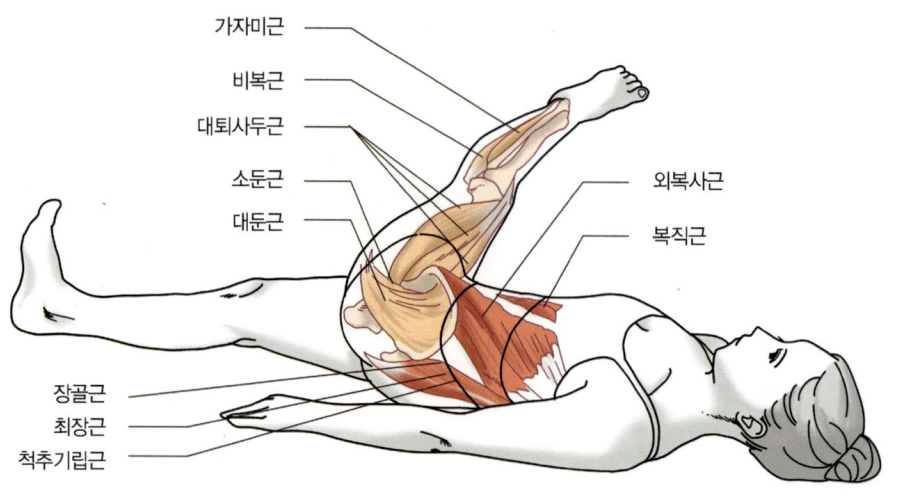

그림 32 싱글 레그 서클(Single Leg Circle)

실시 방법

- 시작 위치: 양팔을 양 옆에 손바닥이 아래를 향하도록 두고, 두 다리는 매트 위에 쭉 뻗는다. 한쪽 무릎을 가슴 쪽으로 구부리고, 그 다리를 천장을 향해 곧게 펴서 매트와 수직이 되도록 한다. 골반의 앞면과 뒷면을 동시에 당겨서 복부와 척추 신근의 동시 수축을 사용하여 골반의 과도한 전방 또는 후방 경사를 제한하는 동시에 척추 회전근이 골반을 조심스럽게 회전시킬 수 있다고 생각한다. 무릎 신근을 사용하여 무릎을 똑바로 유지하고 발목-발 발바닥 굴근을 사용하여 들어 올린 발의 뾰족한 위치를 유지함으로써 회전하는 다리와 긴 선을 유지한다. 발목-발 배측 굴곡근은 매트 위에서 발의 굴곡된 위치를 유지한다.
- 숨을 내쉬면서 올려진 다리를 몸의 중앙선을 가로질러 원을 그리며 골반의 한쪽이 매트에서 들어 올려지도록 한다. 골반 뒤쪽이 매트 위에 고르게 놓이도록 돌아가면서 다리를 아래로 계속해서 다른 쪽 다리를 가로질러 원을 그린다.
- 숨을 들이마시면서 시작 위치로 돌아가기 위해 처음 들어 올렸던 것과 같은 쪽으로 다리를 계속해서 바깥쪽으로 돌린다. 다른 쪽 다리에도 동일한 패턴을 반복하고 각 원마다 다리를 번갈아 가며 반복한다. 각 다리 마다 5개의 원을 그린다.
- 2단계: 엉덩이 내전근을 사용하여 다리를 몸 위로 가져오고 엉덩이 신근을 사용하여 원의 아래쪽 부분을 만든다. 그런 다음 고관절 외전근이 빠르게 활성화되어 다리가 매트 쪽으로 너무 멀리 떨어지는 것을 방지한다.
- 3단계: 고관절 굴곡근은 원의 위쪽 부분을 만드는 데 핵심적인 역할을 하며 고관절 외전근도 처음에는 다리를 옆으로 가져오는 역할을 한다. 다리는 수직 위치로 돌아가서 잠시 멈춘다.

해부학

목표 근육

- 전방 척추 회전근 및 안정근: 복직근, 외복사근, 내복사근, 복횡근
- 후방 척추 회전근 및 안정근: 척추 기립근(장늑근, 장근근, 척추근), 반척추근, 깊은 후방 척추 그룹

동반 근육

- 고관절 굴곡근: 장요근, 대퇴직근
- 고관절 신전근: 대둔근, 햄스트링
- 고관절 외전근: 중둔근, 소둔근
- 고관절 내전근: 장내전근, 단내전근, 대내전근, 박근근
- 무릎 신근: 대퇴사두근
- 발목-발 발바닥 굴곡근: 비복근, 가자미근
- 발목-발 배측굴곡근: 전경골근, 장지신근

3
싱글 레그 뻗기
Single Leg Stretch

> ### 운동 목적
> - 하복부 근육 강화와 척추 유연성 증대, 고관절의 스트레칭을 제공하고 조화력을 향상

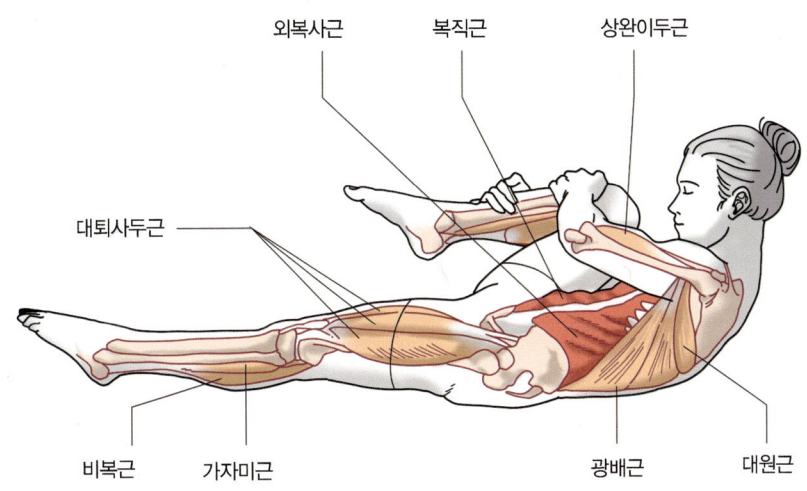

그림 33 싱글 레그 뻗기(Single Leg Stretch)

실시 방법

- 시작 위치: 가슴 들어 올리기 자세로 머리와 견갑골을 매트에서 떼어 놓고 반듯이 누워 한쪽 무릎을 가슴 쪽으로 당긴다. 구부린 무릎 옆에 있는 손은 발목 바로 위의 정강이를 잡고 다른 팔은 무릎에 손을 대고 구부린다. 곧은 다리는 허리가 매트와 접촉을 유지할 수 있는 높이에 놓는다.

- 숨을 들이마시면서 뻗은 다리를 구부리고 구부러진 다리를 곧게 편다. 그리고 다리가 완전히 펴지고 손이 다른 쪽 무릎으로 전환될 때 숨을 내쉬면서 전환을 완료한다. 무릎을 구부린 쪽 손은 발목 근처의 정강이를 잡고, 다른 손은 가슴쪽으로 당겨진 무릎을 잡는다. 각 다리에 대해 5회씩 총 10회 반복한다.
- 다리를 전환할 때 아래로 떨어지는 대신 동일한 높이로 들어올려질 수 있도록 복부를 단단히 수축시키면서 상체를 매트에서 계속 들어 올린다. 팔꿈치 신근은 발목까지 닿는 팔을 곧게 펴고, 팔꿈치 굴근은 팔을 굽혀 반대쪽 무릎으로 가져온다. 양쪽 팔의 팔꿈치 굴곡근을 사용하면 무릎을 가슴 가까이로 당기는 데 도움이 된다.

해부학

목표 근육
- 전방 척추 회전근 및 안정근: 복직근, 외복사근, 내복사근, 복횡근
- 후방 척추 회전근 및 안정근: 척추 기립근(장늑근, 장근근, 척추근), 반척추근, 깊은 후방 척추 그룹

동반 근육
- 고관절 굴곡근: 장요근, 대퇴직근
- 고관절 신전근: 대둔근, 햄스트링
- 고관절 외전근: 중둔근, 소둔근
- 고관절 내전근: 장내전근, 단내전근, 대내전근, 박근근
- 무릎 신근: 대퇴사두근
- 발목-발 발바닥 굴곡근: 비복근, 가자미근
- 발목-발 배측굴곡근: 전경골근, 장지신근

참고사항

싱글 레그 스트레치는 복부를 강조하는 안정성 운동이다. 몸통을 들어 올리고, 허리와 매트 사이의 접촉을 유지하며, 복벽을 끌어당기는 등 다양한 역할을 한다. 이러한 복부 활동은 골반과 척추의 안정성을 유지하는 데 필요하다.

4
더블 레그 뻗기
Double Leg Stretch

운동목적

- 등 근육과 대퇴사두근을 강화, 유연성 향상

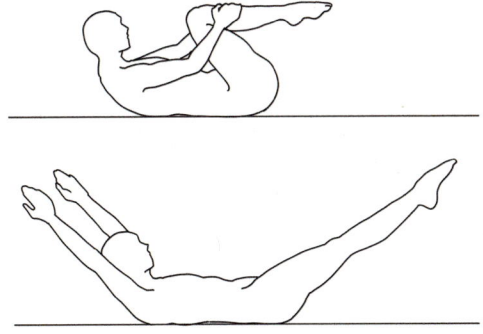

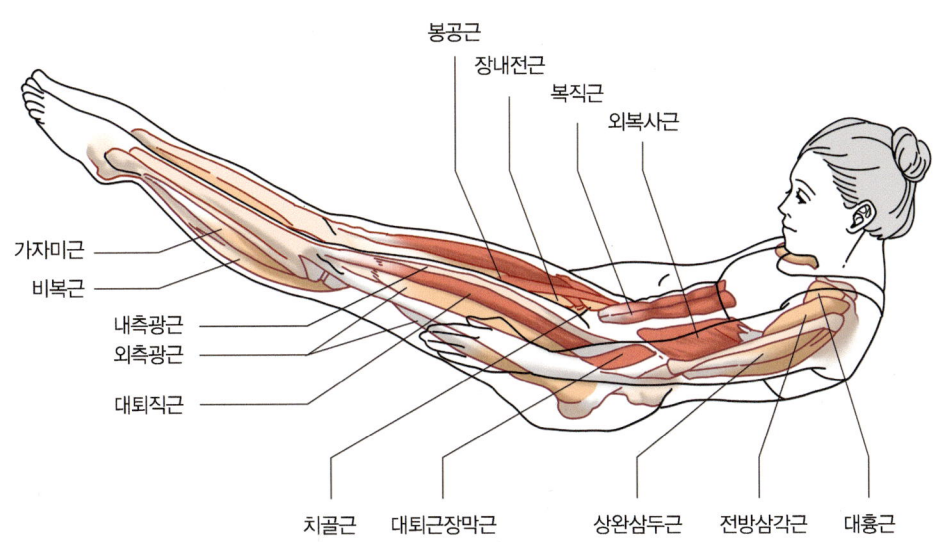

그림 34 더블 레그 뻗기(Double Leg Stretch)

실시 방법

- **시작 위치**: 가슴 들어올리기 자세로 머리와 견갑골을 매트에서 떨어뜨린 채 반듯하게 누워 양쪽 무릎을 구부리고 한 손으로 정강이를 잡고 가슴 쪽으로 당긴다.
- **숨을 내쉰다**: 팔은 정강이에 손을 얹고 시작 위치로 돌아가는 동안 다리를 가슴쪽으로 다시 구부린다. 순서를 10회 반복한다.
- **숨을 들이마신다**: 팔을 다리 옆으로 뻗으면서 동시에 양쪽 다리를 허리가 매트에 닿을 수 있는 높이까지 뻗는다.
- 골반의 복부 하부 부착물과 흉곽의 상부 부착물을 함께 당기고 복벽을 안으로 당겨 약간의 C 곡선을 만든다. 운동하는 동안 허리와 매트의 접촉을 유지한다.

해부학

목표 근육

- 척추 굴곡근: 복직근, 외복사근, 내복사근
- 고관절 굴근: 장요근, 대퇴직근, 봉근근, 대퇴근막장근, 흉근

동반 근육

- 전방 척추 안정근: 복횡근
- 고관절 내전근: 장내전근, 단내전근, 대내전근, 박근
- 무릎 신근: 대퇴사두근
- 무릎 굴근: 햄스트링
- 어깨 굴근: 전면 삼각근, 대흉근(쇄골)
- 팔꿈치 굴근: 상완이두근, 상완근
- 팔꿈치 신근: 상완 삼두근

참고사항

원 레그 스트레치에서 더블 레그 스트레치는 난이도가 크게 향상되었음을 나타낸다. 골반이 안정적으로 유지되고 허리가 굽어지는 것을 방지하는 데 필요한 만큼 다리를 수직에 가까운 각도로 곧게 편다. 햄스트링의 긴장으로 인해 다리가 부분적으로만 펴질 수 있다. 뻗은 자세에서는 두 다리가 동작축에서 멀리 떨어져 있기 때문에 원하는 코어 안정성을 유지하려면 복부의 힘과 기술이 필요하다.

5
싱글 스트레이트 레그 뻗기
Single Straight Leg Strech

운동 목적

- 복부 근육 강화, 척추 유연성 향상

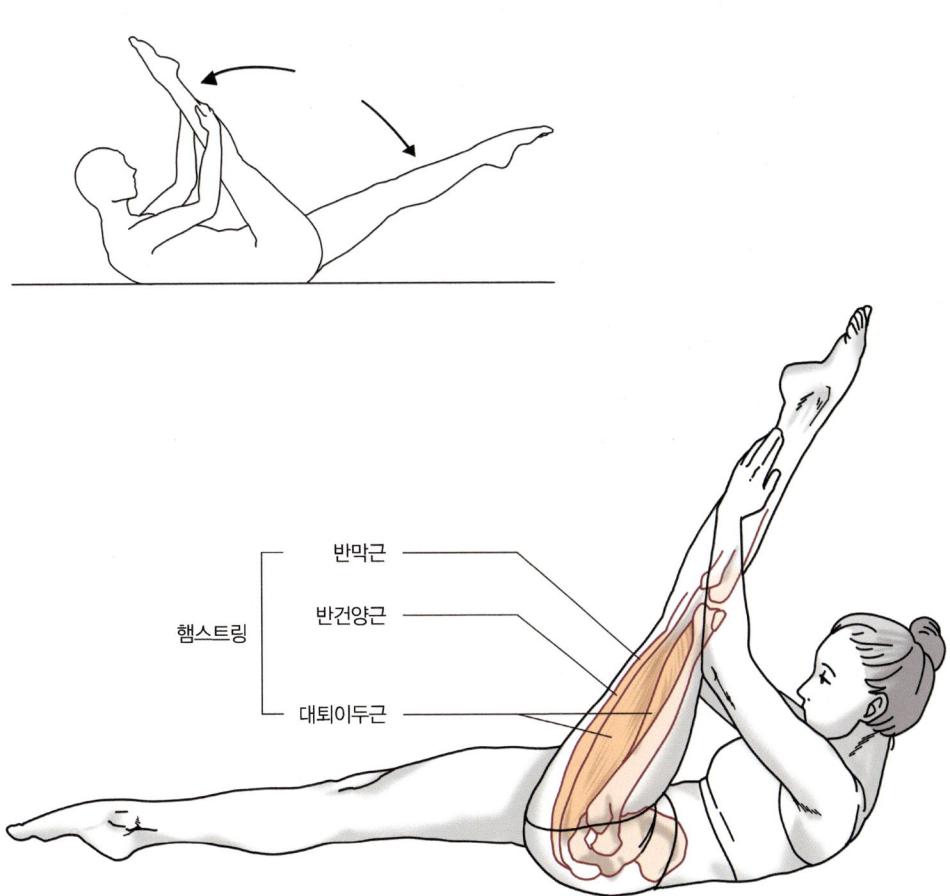

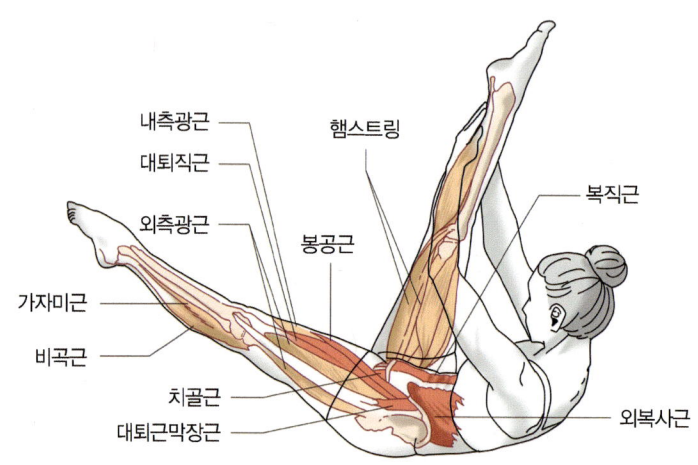

그림 35　싱글 스트레이트 레그 뻗기(Single Straight Leg Strech)

실시 방법

- 시작 위치: 가슴 들어올리기 자세로 머리와 견갑골을 매트에서 떨어뜨린 채 반듯이 눕는다. 한쪽 다리는 이마 쪽으로 들어 올려 양손으로 발목 근처를 잡고 반대쪽 다리는 허리가 매트와 접촉을 유지할 수 있는 높이의 매트 위에 매달려 있다. 두 무릎은 곧게 펴고 두 발은 뾰족하게 만든다. 복부 벽을 척추 쪽으로 단단히 당기고 강한 등척성 복부 수축을 사용하여 몸통을 들어 올리고 골반을 안정적으로 유지하는 동시에 운동 내내, 특히 다리를 전환할 때 허리와 매트 사이의 접촉을 유지한다
- 숨을 내쉬면서 위쪽 다리를 이마에 더 가깝게 당기면서 복벽을 척추쪽으로 약간 더 가깝게 당긴다. 다리를 곧게 유지하고 숨을 들이마시면서 다리를 바꿔 손을 반대쪽 다리의 발목으로 이동한다. 다시, 숨을 내쉬면서 다리를 이마 쪽으로 더 가까이 당긴다(그림 참조). 각 다리에서 5회씩 총 10회 반복한다.
- 2단계: 코어 안정성을 유지하면서 양쪽 다리를 공간 밖으로 뻗는다.
- 3단계: 고관절 굴곡근을 사용하여 아래쪽 다리를 올리고 고관절 신근을 사용하여 위쪽 다리를 낮추면서 긴 다리 라인을 유지한다. 위쪽 다리가 수직으로 지나간 후, 고관절 굴근은 중력에 맞서 하강하면서 다리를 제어하는 핵심이 된다.
- 4단계: 위쪽 다리를 이마 쪽으로 부드럽게 당기면서 아래쪽 다리를 일정한 높이로 유지하는데 집중한다. 이는 햄스트링에 역동적인 스트레칭을 만들어낸다. 팔꿈치가 측면을 향하게 하여 어깨 굴곡근을 사용하여 위쪽 다리를 그린다.

해부학

목표 근육

- 척추 굴곡근(spinal flexors): 복직근(rectus abdominis), 외복사근(external oblique), 내복사근(internal oblique)
- 고관절 굴근(hip flexors): 장요근(iliopsoas), 대퇴직근(rectus femoris), 봉근(sartorius), 대퇴근막장근(tensor fasciae latae), 흉근(pectoralis major)

동반 근육

- 전방 척추 안정근(anterior spinal stabilizers): 복횡근(transversus abdominis)
- 고관절 신전근(hip extensors): 대둔근(gluteus maximus), 햄스트링(hamstrings)
- 무릎 신근(knee extensors): 대퇴사두근(quadriceps)
- 발목-발 발바닥 굴곡근(ankle-plantar flexor): 비복근(gastrocnemius), 가자미근(soleus)
- 어깨 굴곡근(shoulder flexors): 전면 삼각근(anterior deltoid), 대흉근(pectoralis major)

참고사항

Single Straight-Leg Stretch에서 위쪽 다리를 똑바로 유지하면서 가슴 쪽으로 가져가는 것은 흔히 빡빡해지는 햄스트링에 유익한 동적 스트레칭을 추가한다. 다리를 낮추려면 골반과 허리의 안정성을 유지하기 위해 복부의 더 강한 수축이 필요하다.

6
사이드 킥
Side Kick

운동 목적

- 엉덩이 근육 강화, 대퇴사두근 유연성 향상

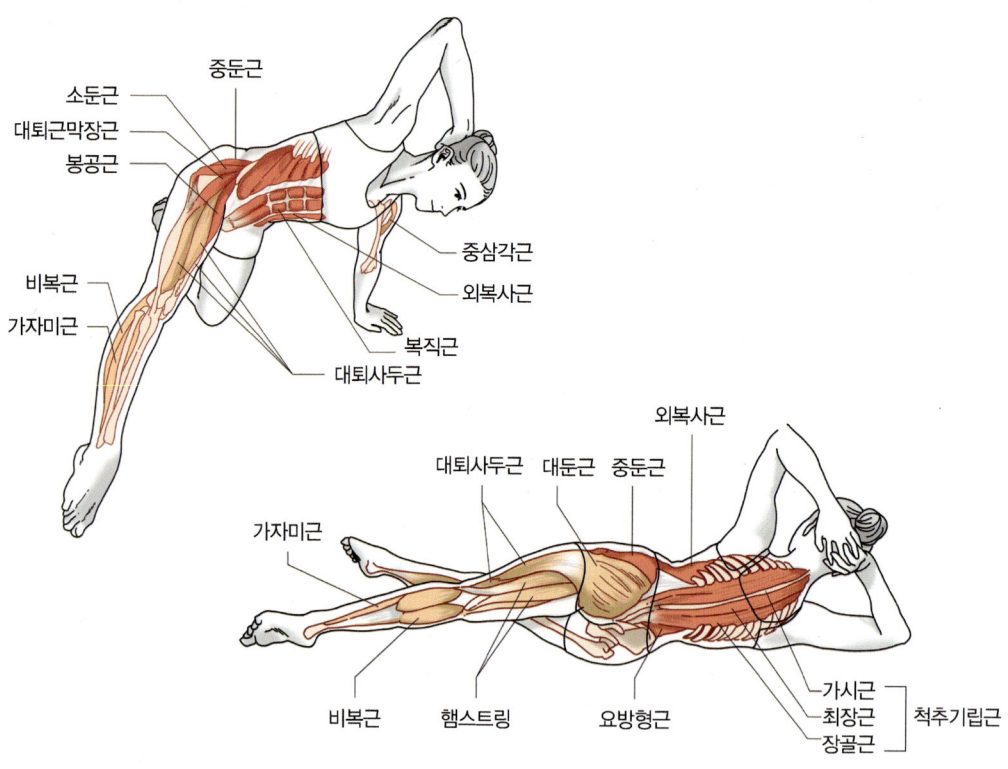

그림 36 사이드 킥(Side Kick)

실시 방법

- 시작 위치: 한쪽으로 누워 두 다리를 몸통에 비해 약간 앞쪽으로 두고 발은 부드럽게 향하게 한다. 양쪽 팔꿈치를 구부리고 손가락을 머리 뒤로 깍지 끼고 머리를 매트에서 들어 올린다.

- 숨을 들이마시면서 위쪽 다리를 앞쪽으로, 약간 뒤쪽으로 가져온 다음 천천히 움직이면서 조금 더 앞쪽으로 가져온다. 다음으로 숨을 내쉬면서 위쪽 다리를 뒤로, 약간 앞으로 가져온 다음, 천천히 뒤로 조금 더 멀리 이동한다. 순서를 10회 반복한다.
- 고관절 외전근을 사용하여 위쪽 다리를 매트와 평행하게 유지하여 떨어지지 않도록 한다. 다리를 앞으로 가져오려면 고관절 굴곡근을 사용하고, 다리를 뒤로 가져가려면 고관절 신근을 사용한다. 동시에 무릎 신근은 무릎을 직선으로 유지하고 발목-발 발바닥 굴근은 발을 향하게 한다.

해부학

목표 근육

- 척추 측면 굴곡근(lateral flexors) 및 안정근(stabilizers): 외복사근(external oblique), 내복사근(internal oblique), 요방형근(quadrature lumborum), 척추기립근(척추근, vertebrae; 장횡근, transverse longus; 장늑근, iliocostalis), 반척추근(semispinal muscles), 심후부 척추군(deep posterior spinal group), 복직근(rectus abdominis), 복횡근(transversus abdominis)
- 고관절 외전근(hip abductors): 중둔근(gluteus medius), 소둔근(gluteus minimus), 대퇴근막장근(tensor fasciae latae), 봉근근(sartorius)

동반 근육

- 고관절 굴근(hip flexors): 장요근(iliopsoas), 대퇴직근(rectus femoris),
- 고관절 신전근(hip extensors): 대둔근(gluteus maximus), 햄스트링(hamstrings)
- 무릎 신근(knee extensors: 대퇴사두근(quadriceps)
- 발목-발 발바닥 굴곡근(ankle-plantar flexor): 비복근(gastrocnemius), 가자미근(soleus)

참고사항

사이드 킥은 코어 안정성을 개발하는 데 유용한 운동이다. 한쪽으로 누워 있으면 지지대가 좁아서 전후 방향의 균형을 유지하기가 어렵다. 다리 스윙은 균형을 유지하기 위해 척추의 측면, 전면, 후면의 근육이 조화롭게 작동하도록 하여 이러한 균형 유지를 더욱 어렵게 만든다. 척추와 골반의 적절한 안정성이 유지되면 햄스트링과 고관절 굴곡근에 동적 유연성 이점도 제공한다. 옆으로 누운 자세에서는 위쪽 다리의 고관절 외전근이 중력으로 인해 다리가 내려가는 것을 방지하기 위해 작동해야 한다.

7
옆으로 누운 운동
Hot Potatoes와 다리 서클

> **운동 목적**
>
> - 고관절 내전근과 외전근에 효과, 척추의 측면 굴곡근을 강화, 코어 안정성

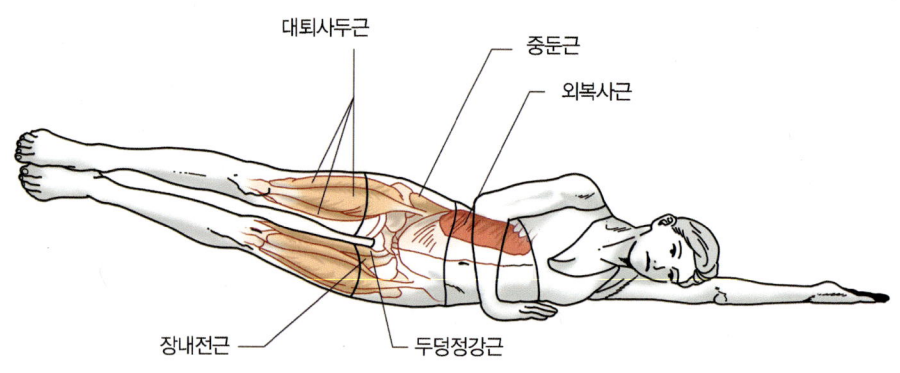

그림 37 옆으로 누운 운동: Hot Potatoes와 다리 서클

실시 방법

- 시작 위치: 아래쪽 팔과 양쪽 다리를 곧게 펴고 몸통과 일직선이 되도록 한쪽으로 눕는다. 머리는 아래쪽 팔에 기대고 위쪽 팔은 구부러져 있으며, 손바닥은 몸통 앞에 매트 위, 손가락은 머리를 향한다.
- 숨을 내쉬면서 두 다리를 천장을 향해 일체형으로 들어올린 후, 척추를 옆으로 구부려 다리를 더 높이 들어올린다. 다음 숨을 들이마시면서 다리가 매트 바로 위에 오지만 닿지 않을 때까지 내린다. 순서를 10회 반복한다.

- 2단계: 고관절 내전근을 사용하여 아래쪽 다리를 위쪽 다리 쪽으로 당기고 위쪽 다리의 고관절 외전근은 위쪽 다리를 들어 올려 다리를 하나의 단위로 움직인다. 무릎 신근은 발목-발 발바닥 굴근이 양쪽 발을 뾰족하게 유지하는 것처럼 양쪽 무릎을 직선으로 유지한다. 처음에는 허리가 매트에서 들어 올려진 상태에서 몸통은 고정된 상태로 고관절에서 일어나는 움직임에 집중한다. 그런 다음 다리를 더 높게 들어 올리려면 다리를 천장을 향해 뻗은 상태에서 골반 측면을 몸 위쪽의 흉곽에 가깝게 가져와 척추의 측면 굴근을 활성화하는 데 중점을 둔다. 이 단계에서는 척추가 측면으로 구부러지고 골반이 측면으로 기울어짐에 따라 허리가 매트 쪽으로 낮아진다.

해부학

목표 근육
- 하부 척추 측면 굴근: 외복사근, 내복사근, 요방형근, 척추 기립근(척추근, 장근근, 장늑근), 반척추근, 심부 후방 척추 그룹(다열근, 회전근, 횡근근), 장요근

동반 근육
- 위쪽 다리의 고관절 외전근: 중둔근, 소둔근
- 아래쪽 다리의 고관절 내전근: 장내전근, 단내전근, 대내전근, 박근근
- 무릎 신근: 대퇴사두근
- 발목-발 발바닥 굴곡근: 비복근, 가자미근

참고사항

이 운동은 척추 측면 굴곡. 이상적으로 측면 굴곡에는 척추를 직접 측면으로 구부리는 것이 포함된다. 이 움직임은 앞쪽에 위치한 근육, 주로 경사근과 장요근의 정밀하게 조정된 동시 수축을 필요로 한다. 경사근이 대부분의 작업을 수행하며 등 근육은 몸통이 앞으로 구부러지지 않을 만큼 충분히 활성화된다.

그러나 등 근육을 너무 많이 활성화하면 허리가 아치형이 되는 경우가 많다. 그러한 경우에는 발이 약간 앞으로 나오도록 하고 복벽을 안쪽으로 당기는 것을 강조하여 위에서 봤을 때 몸이 약간 바나나 모양이 되도록 하여 경사근을 보다 효과적으로 사용할 수 있도록 한다.

8
롤업
Roll-Up

| 운동 목적 |

- 고관절 내전근과 외전근에 효과, 척추의 측면 굴곡근을 강화, 코어 안정성

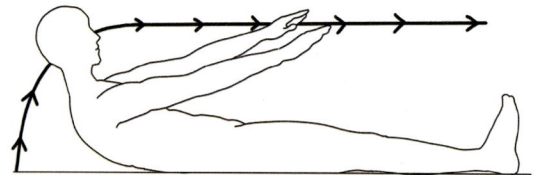

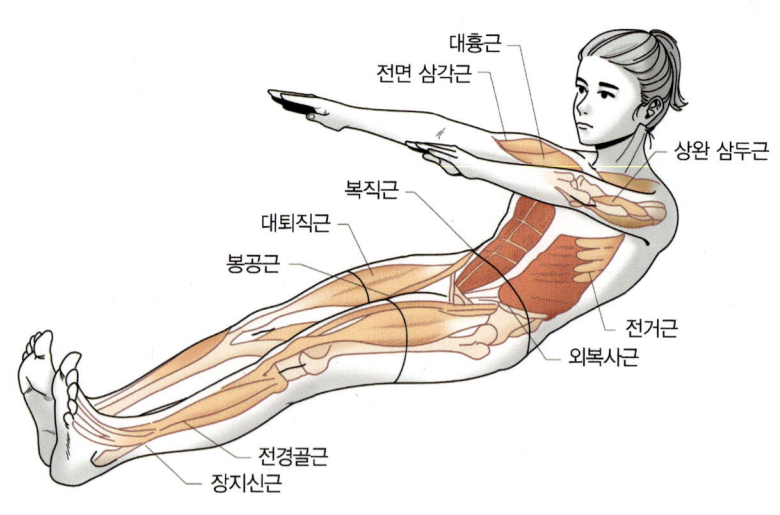

그림 38 롤업(Roll-Up)

| 실시 방법 |

- 시작 위치: 반듯하게 누워 다리를 곧게 펴고 발과 함께 뾰족하게 만든다. 팔은 머리 위로 곧게 펴고 어깨와 일직선이 되며 손바닥은 위를 향하게 한다.

- 숨을 들이마시면서 복벽을 척추 쪽으로 안쪽으로 당긴 후, 팔을 천장 쪽으로 들어 올리고, 머리와 견갑골을 매트에서 들어올리면서 턱을 가슴 쪽으로 당긴다. 동시에 발을 구부린다(발목-발 배측 굴곡). 숨을 내쉬면서 몸을 구부리고 앉은 자세를 거쳐 상체가 다리

위에 올 때까지, 손가락은 발가락 쪽으로 뻗는다. 유연성이 허용된다면 손바닥은 발 옆면에 닿거나 매트 위에 놓는다. 순서를 10회 반복한다.

- 2단계와 3단계에서 각 척추뼈가 들어올려지고 4단계와 5단계에서 매트 위로 내려갈 때 모든 척추뼈가 부드럽고 순차적으로 움직이는 것에 집중한다. 3단계에는 엉덩이 신근과 척추 신근이 몸통을 낮추면서 부드럽게 제어하고 머리, 손, 발뒤꿈치가 중앙에서 멀어지는 동안 하복부를 당긴다. 손가락이 발가락을 향해 닿을 때 팔 사이의 머리와 발뒤꿈치가 매트에 접촉되도록 유지한다. 팔꿈치 신근을 사용하여 팔꿈치를 직선으로 유지하고 견갑골 내림근을 사용하여 팔이 올라가지 않도록 하여 팔과 긴 라인을 만드는 데 집중한다. 2단계에서 어깨 신근이 팔을 앞으로 가져오고, 3단계와 4단계에서 어깨 굴곡이 중력으로 인해 팔이 매트 쪽으로 떨어지는 것을 방지한 다음 어깨 굴곡근이 사용된다. 5단계에서 팔을 머리 위로 올리기 시작한다.

해부학

목표 근육

- 척추 굴곡근: 복직근, 외복사근, 내복사근

동반 근육

- 전방 척추 안정 장치: 복횡근
- 척추 신근: 척추 기립근
- 고관절 굴곡근: 장요근, 대퇴직근
- 고관절 신전근: 대둔근, 햄스트링
- 발목-발 배측굴곡근: 전경골근, 장지신근
- 어깨 굴곡근: 전면 삼각근, 대흉근(쇄골)
- 어깨 신근: 광배근, 대원근, 대흉근(흉골)
- 견갑골 내림근: 하부 승모근, 전거근 (하부 섬유)
- 팔꿈치 신근: 상완 삼두근

참고사항

롤업은 다리가 구부러지지 않고 곧게 펴지는 동안 척추 관절에 작용한다. 이러한 곧은 다리 자세는 누운 자세에서 골반 후방 경사와 척추 하부 굴곡을 달성하는 것을 더 어렵게 만든다. 견갑골 내림근을 활성화하여 어깨를 아래로 유지하면서 팔꿈치 신근을 사용하여 팔을 곧게 펴는 것이 필요하다. 운동 시 발과 발목의 추가적인 굴곡과 확장은 발 정렬과 발목 관절의 이동성을 향상시키는 데 도움이 된다. 다리를 곧게 펴는 끝 위치는 햄스트링과 허리 유연성을 향상시키는 잠재적인 이점도 제공한다. 또한 척추 마사지 역할을 하며 등 근육을 스트레칭하여 오랫동안 앉아 있는 사람들에게 유익하다.

9
공처럼 굴러가기
Rolling Like a Ball

운동 목적

- 코어 강화, 균형 능력 개선

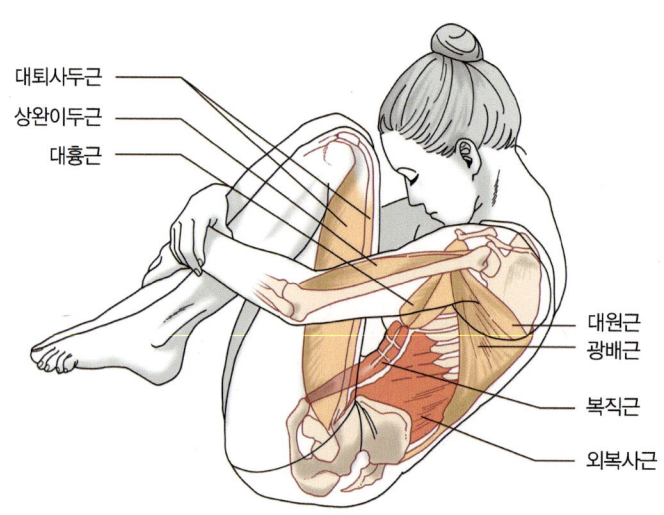

그림 39 　공처럼 굴러가기 (Rolling Like a Ball)

실시 방법

- 시작 위치: 무릎을 가슴 가까이에 붙이고 다리를 모아 앉으면 발이 매트 위에 놓이고 몸이 단단한 공 모양이 된다. 유연성이 허용하는 한 머리를 무릎 가까이에 두고 아래쪽 다리를 단단히 잡는다. 발이 매트보다 약간 위에 매달려 균형을 이룰 수 있도록 좌골을 뒤로 젖힌다.
- 숨을 들이마시면서 등 위쪽으로 다시 굴리고, 숨을 내쉬면서 앞으로 굴러 시작 위치로 돌아간다. 순서를 10회 반복한다.

- 1단계: 머리부터 미골까지 C 곡선을 만들고 고관절 굴근은 다리가 매트에서 떨어지지 않도록 도와준다.
- 2단계: 몸통이 뒤로 젖혀지도록 하복벽을 더 멀리 당기고, 등 위쪽으로 부드럽게 굴러가는데 충분한 추진력을 사용한다.
- 3단계: 동작 방향을 바꾸려면 고관절 신근을 사용하여 허벅지를 가슴에서 멀리 가져온다. 어깨 신근을 사용하여 발을 아래로 당김과 동시에, 복부를 사용하여 요추 굴곡을 깊게 하고 상부 몸통을 들어 올려 원하는 전방 회전을 달성한다.
- 운동 전반에 걸쳐 엉덩이, 무릎, 팔꿈치의 각도 변화를 최소화하는 데 중점을 둔다. 이 일정한 모양을 얻으려면 팔과 다리의 등척성 수축의 균형을 유지하여 긴장을 유지한다. 엉덩이 내전근을 사용하여 몸이 굴러가는 동안 다리를 함께 유지한다.

해부학

목표 근육
- 척추 굴근 및 전방 안정근: 복직근, 외복사근, 내복사근, 복횡근

동반 근육
- 고관절 굴곡근: 장요근, 대퇴직근
- 고관절 신전근: 대둔근, 햄스트링
- 고관절 내전근: 장내전근, 단내전근, 대내전근, 박근근
- 무릎 신근: 대퇴사두근
- 어깨 신근: 광배근, 대원근, 대흉근(흉골)
- 팔꿈치 굴곡근: 상완이두근, 상완근

참고사항

이 운동은 균형과 집중력을 요구하며, 특히 몸이 원래 위치로 돌아갈 때마다 발을 바닥에서 떼면서 골반으로 균형을 잡는다. 연속적인 굴림을 통해 발이 매트에 닿지 않는다. 이 운동은 신체 한쪽의 더 단단한 근육 그룹에 대한 인식을 가져오며, 이로 인해 불균형이 발생하고 신체가 한쪽으로 "당겨지는" 효과가 발생한다. 운동 중 약한 근육을 강화하거나 의도적으로 수축함으로써 신체 대칭성을 개선할 수 있다. 척추 관절을 다른 방식으로 적용한다. 즉, 척추의 일정하게 구부러진 모양을 유지하고 신체가 공간에서 뒤로 굴러갔다가 앞으로 나아갈 때 각 척추뼈에 순차적으로 접촉하는 것이다. 이를 위해서는 근육 활성화와 균형을 위한 변화 전략이 필요하다.

10
척추 트위스트
Spine Twist

운동 목적

- 코어 정렬 비대칭을 방지, 자세 조절 향상

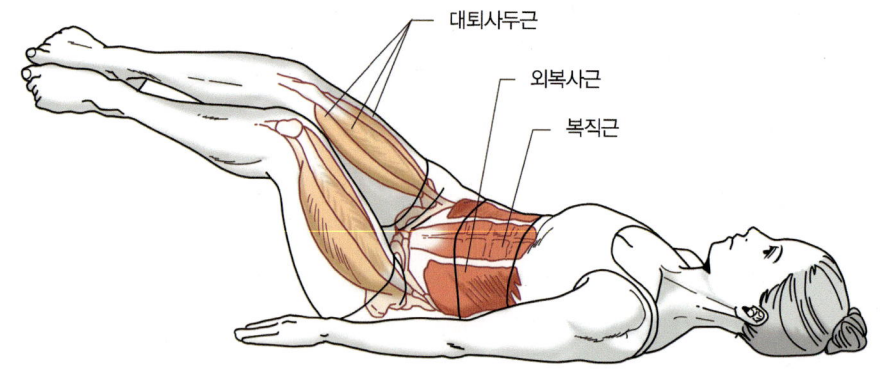

대퇴사두근
외복사근
복직근

실시 방법

- 시작 위치: 무릎이 고관절 바로 위에 있고 아래쪽 다리가 매트와 평행이 되도록 엉덩이와 무릎을 90° 각도로 눕혀 눕는다. 발은 뾰족하게 팔은 옆으로 곧게 뻗고 손바닥은 아래를 향한다.
- 숨을 내쉬면서 복벽을 안으로 당기고 골반을 약간 후방으로 기울인다. 허벅지 안쪽을 부드럽게 잡아 당긴후, 숨을 들이마시면서 골반과 무릎이 단일 단위로 한쪽으로 움직이도록 중간 및 아래쪽 몸통을 회전한다. 숨을 내쉬면서 다시 중앙으로 회전하고 숨을 들이마시면서 몸통 중간과 아래쪽을 반대쪽으로 회전시켜 골반과 무릎을 하나의 단위로 움직인다. 각 방향으로 순서를 5회 반복한다.

- 2단계는 복횡근을 안쪽으로 당기고 경사근을 사용하여 몸통을 회전시켜 골반과 무릎이 한쪽으로 가도록 하고 3단계에서는 어깨가 고정된 상태로 매트에 완전히 닿도록 한다. 하부 척추의 굴곡을 더욱 깊게 한 후 골반 아래쪽을 흉곽 반대쪽으로 단계적으로 끌어당긴다.
- 엉덩이 수평 내전근을 사용하여 척추가 회전하는 동안 아래쪽 다리를 들어 올려 무릎을 부드럽게 함께 당긴다. 발목-발 발바닥 굴근이 운동 내내 발을 뾰족하게 유지하므로 무릎이 골반 중앙과 정렬되도록 유지한다. 운동하는 동안 엉덩이와 무릎의 각도가 90°를 유지한다.

해부학

목표 근육
- 척추 굴근 및 회전근: 복직근, 외복사근, 내복사근, 복횡근

동반 근육
- 척추 신근 및 회전근: 척추 기립근
- 고관절 굴곡근: 장요근, 대퇴직근
- 고관절 수평 내전근: 장내전근, 단내전근, 대내전근, 흉근
- 무릎 신근: 대퇴사두근
- 발목-발 발바닥 굴곡근: 비복근, 가자미근

참고사항

이 운동은 코어의 원하는 정렬을 유지하면서 골반과 허리를 회전시키는 방법을 배우는 데 유용하다. 처음에는 견갑골의 안정성이 부족하여 몸통보다는 팔에서 회전을 주도하는 경향이 있을 수 있다. 몸통은 허리에서 머리 바닥까지 몸을 회전시키는 데 도움이 되는 깊은 근육인 회전근과 다열근을 활성화하여 움직임을 시작해야 한다. 이 운동을 수행할 때 유용한 이미지는 접히거나 구부러지는 대신 회전하면서 몸이 위쪽으로 늘어나는 것을 강조하기 위해 수건을 짜는 것을 상상하는 것이다. 견갑골 내전근은 적절한 견갑골 정렬을 유지하고 몸이 회전할 때 팔과 몸통의 관계를 일관되게 유지하기 위해 활성화되어야 한다. 바로 누운 자세에서 복횡근과 경사근을 사용하는 방법을 배우면 척추 회전을 사용할 때, 특히 더 어려운 운동이나 운동 활동 중에 척추를 부상으로부터 보호하는 데 도움이 될 수 있다.

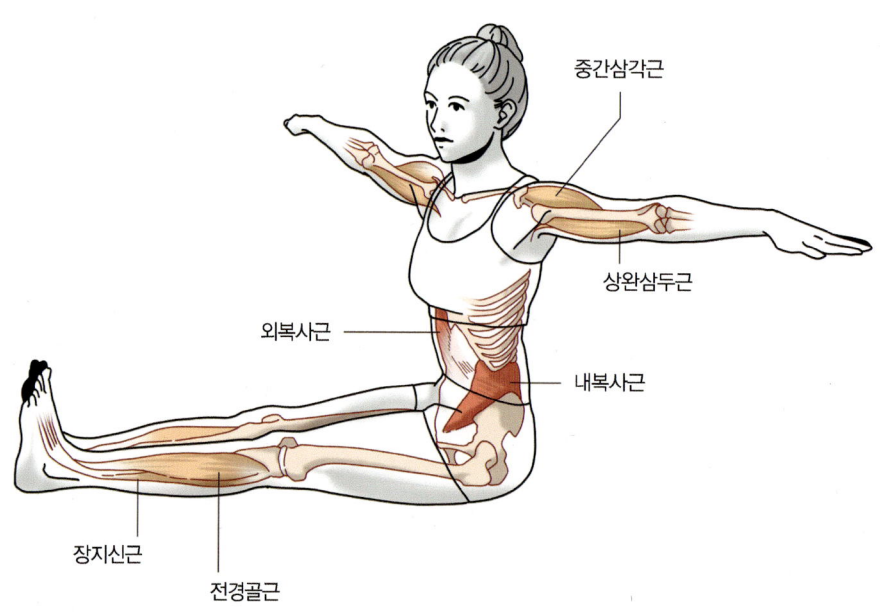
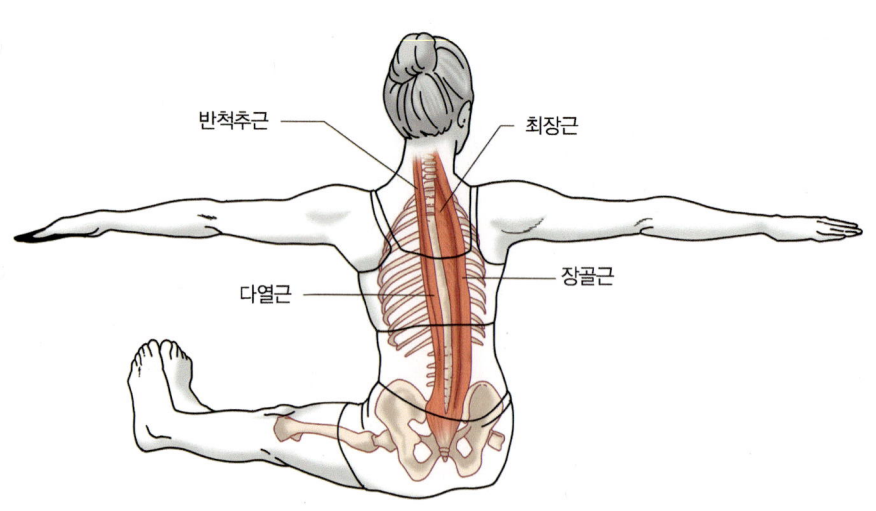

그림 40　척추 트위스트(Spine Twist)

11
고양이 스트레칭
Cat Stretch

운동 목적
■ 척추 유연성과 정렬의 개선

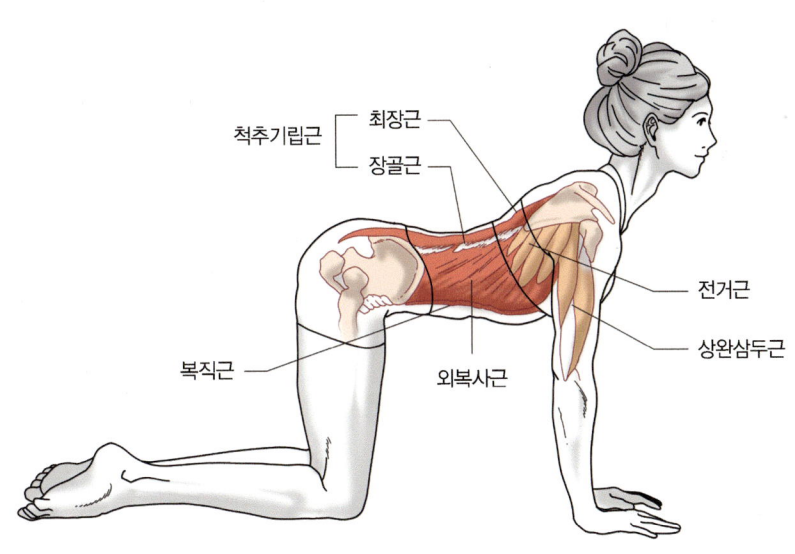

그림 41   고양이 스트레칭(Cat Stretch)

실시 방법

- 시작 위치: 손과 무릎부터 시작하여 팔이 어깨 바로 아래에 있으며, 무릎이 고관절 바로 아래에 있고 골반과 척추는 중립 위치에 놓는다. 시작 자세에서 골반과 척추의 중립 위치를 만들기에 충분할 정도로 복벽을 척추 쪽으로 약간 당기면서 복부의 하부 부착물을 골반 위로 끌어당긴다.

- 숨을 내쉬면서 골반을 뒤쪽으로 기울이고 척추를 둥글게 만든다. 숨을 들이마시면서 시작 위치로 돌아가고 숨을 내쉬면서 척추를 위쪽을 확장한다. 전체 순서를 5회 반복한다.
- 2단계: 척추를 구부리는 데 사용되는 복부를 더 멀리 당기고 동시에 엉덩이 신근과 복부를 사용하여 골반을 뒤쪽으로 기울이면서 꼬리뼈(미골)를 아래로 부드럽게 당긴다. 견갑골 외전근이 견갑골을 분리할 수 있도록 어깨 굴곡근을 사용하여 상부 몸통을 천장 쪽으로 약간 들어올리면서 손으로 매트를 누른다.
- 3단계: 복부 근육의 원심성 사용을 강조하면서 부드럽게 시작 위치로 돌아간다.
- 4단계: 척추 신근을 사용하여 머리와 등 위쪽을 천장 쪽으로 뻗는다. 견갑골 외전근을 사용하여 견갑골을 넓게 유지하고 어깨 신근을 사용하여 상부 몸통을 아치형 위치로 들어올리면서 매트에 손을 누른다.

해부학

목표 근육

- 척추 신근: 척추 기립근(척추근, 장척근, 장늑근), 반척추근, 깊은 후방 척추 그룹
- 척추 굴곡근: 복직근, 외복사근, 내복사근

동반 근육

- 전방 척추 안정근: 복횡근
- 고관절 신전근: 대둔근, 햄스트링
- 어깨 굴곡근: 전면 삼각근, 대흉근(쇄골)
- 어깨 신근: 광배근, 대원근, 대흉근(흉골)
- 견갑골 외전근: 전거근
- 팔꿈치 신근: 상완 삼두근

참고사항

고양이 스트레칭의 이점은 척추 신근의 강화가 아니라 복부의 적절한 동시 수축과 함께 척추 신근의 상세한 활성화이다. 척추 신근은 등을 아치형으로 만들어 흉추의 확장을 강조하는 반면, 복부의 동시 수축은 골반을 앞쪽으로 기울이는 정도를 제한한다. 이러한 복부 사용은 더 복잡하고 더 큰 힘이 필요한 운동에서 허리를 보호하는 데 필수적이다.

12
백조 준비, 백 익스텐션
Swan Preparation, Back Extension

운동 목적

- 척추 신근과 고관절 신근의 근 긴장도와 지구력을 증가, 자세 향상

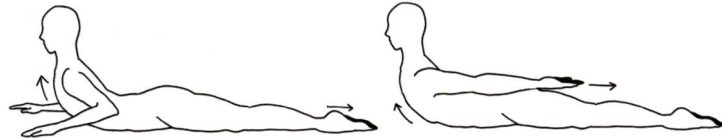

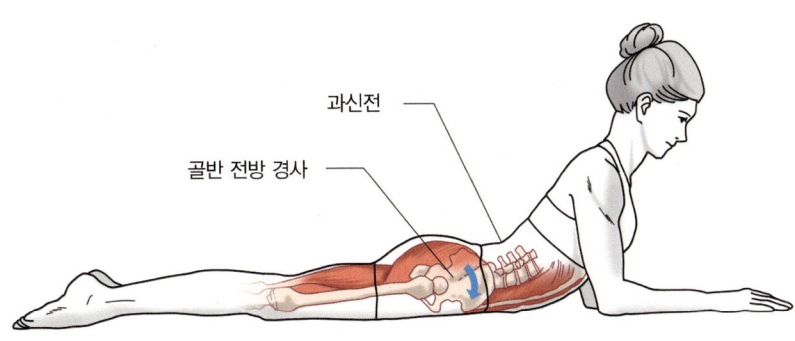

과신전
골반 전방 경사

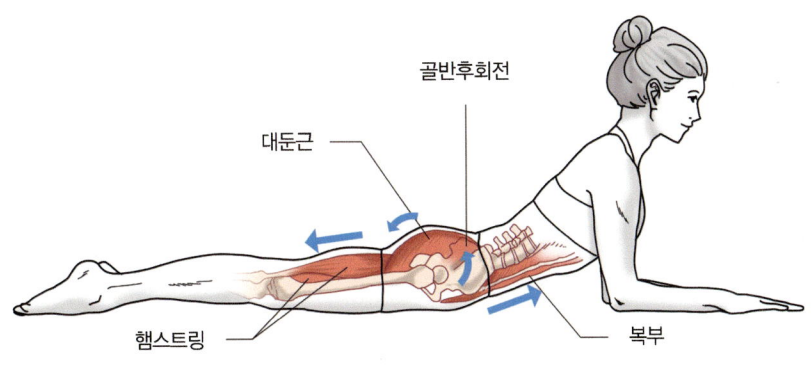

골반후회전
대둔근
햄스트링
복부

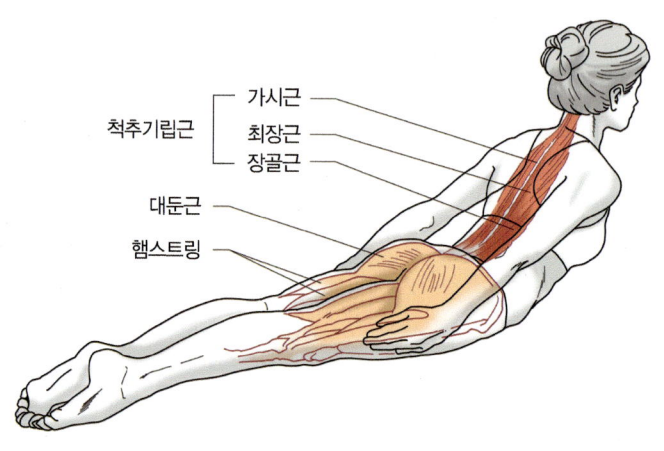

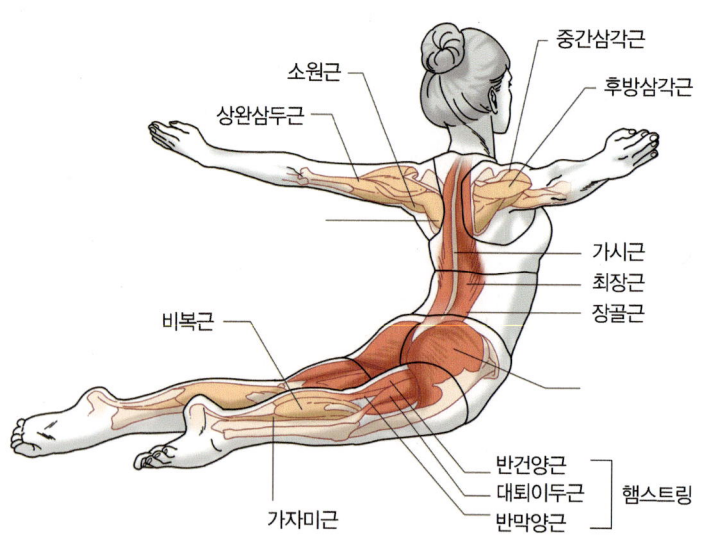

그림 42 백조 준비(Swan Preparation), 백 익스텐션

실시 방법

- 시작 위치: 엎드려서 팔뚝에 기대어 윗몸을 매트에서 들어 올린다. 팔꿈치를 어깨보다 넓게, 어깨 앞에 위치시키고 손은 옆에 놓는다. 다리는 매트 위에 등을 향해 곧게 얹고 서로 밀착하며 발은 부드럽게 뾰족하게 만든다.

- 숨을 들이마신다: 팔꿈치를 곧게 펴고 팔을 어깨높이에서 옆으로 들어 올리면서 매트에서 가슴을 더 높이 들어 올린다. 동시에 양쪽 다리를 매트에서 들어 올린다. 숨을 내쉴 때 앞으로 흔들고 들이마실 때 뒤로 흔들면서 이 동작을 5회 반복한다.

- 척추 신근을 사용하여 등 위쪽을 들어올리면서 가슴을 매트에서 들어올리고 고관절 신근을 사용하여 다리를 들어 올린다. 고관절 신근을 사용하여 다리를 매트에서 더 높이 들어 올려 체중을 앞으로 더 멀리 이동시켜 가슴이 매트에 더 가깝게 낮아지도록 한다.

해부학

목표 근육
- 척추 신근: 척추 기립근(척추근, 장척근, 장늑근), 반척추근, 깊은 후방 척추 그룹
- 고관절 신근: 대둔근, 햄스트링(반막양근, 반건양근, 대퇴이두근)

동반 근육
- 전방 척추 안정근: 복횡근, 내복사근, 외복사근, 복직근
- 무릎 굴근: 햄스트링
- 발목-발 발바닥 굴곡근: 비복근, 가자미근
- 어깨 수평 외전근: 극하근, 소원근, 후방 삼각근, 중간 삼각근
- 견갑골 내전근: 승모근, 능형근
- 팔꿈치 신근: 상완 삼두근

참고사항

엎드린 자세의 백 익스텐션(Back Extension)은 팔이 몸 옆으로 길게 뻗어 있고 다리는 뾰족한 발로 뻗어 있는 백조의 변형이다. 다리의 위치는 대둔근과 햄스트링을 활성화하고 엉덩이 신근에 스트레칭을 제공한다. 뾰족한 발은 발목-발의 발바닥 굴곡을 제공하여 장시간 서 있거나 앉아 있을 때 발목-발의 배측 굴곡근에 효과적인 스트레칭을 제공한다. 손바닥을 위로 하고 팔을 위쪽으로 약간 펌핑하면 삼두근이 활성화되고 어깨와 가슴근이 스트레칭된다. 삼두근에 의한 팔꿈치의 확장은 팔의 주된 굴곡 위치와 이두근의 단축에 대응하여 유익하다. 몸통의 아치형 위치를 유지하려면 과신전이 발생하도록 허용하면서 허리에 가해지는 스트레스를 줄이기 위해 복부와 함께 척추 신근의 적절한 활성화를 포함하여 많은 코어 근육의 숙련된 사용이 필요하다. 이 운동은 척추의 과신전 수준이 높기 때문에 허리에 금기사항이 있는 경우 이 운동을 수행해서는 안 된다.

13
싱글 레그 킥
Single Leg Kick

운동 목적

- 코어 안정성 강화, 고관절 신근 근육의 긴장도와 지구력 강화

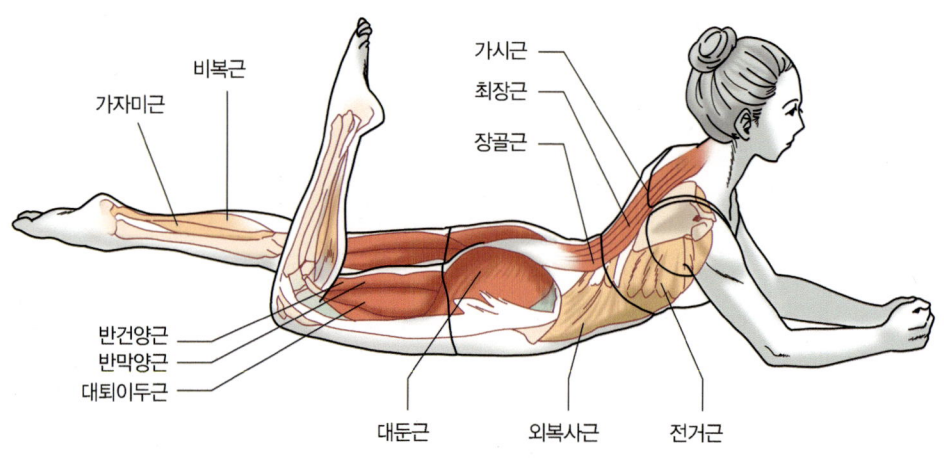

그림 43 싱글 레그 킥(Single Leg Kick)

실시 방법

- 시작 위치: 엎드려 팔꿈치에 기대어 몸통을 매트에서 들어올린다. 팔은 몸통과 약 90° 각도를 이루도록 하고 주먹은 꽉 쥔다. 다리는 매트 위에 등을 향하여 곧게 얹고 발은 부드럽게 향하게 한다.
- 숨을 들이마시면서 두 다리를 매트에서 약 5cm 정도 들어올리고 힘차게 발뒤꿈치가 엉덩이 쪽으로 오도록 한쪽 무릎을 구부린다. 숨을 내쉬면서 동일하게 힘찬 동작으로 구부린 무릎을 곧게 펴고 반대쪽 무릎을 구부려 위 그림과 같이 반대쪽 발뒤꿈치가 엉덩이 쪽으로 오도록 한다. 각 다리마다 10회씩 총 20회 반복한다.
- 운동하는 동안 복부를 단단히 수축시켜 골반의 전방 경사를 제한하기 위해 하복부를 위로 당기는 데 집중한다. 어깨 신근과 상부 척추 신근을 사용하기 위해 등을 위로 들어 올리면서 매트에 팔뚝을 누른다.

- 2단계: 고관절 신전근을 사용하여 골반이 앞쪽으로 기울어지는 것을 피할 수 있는 높이까지만 다리를 들어 올린다. 운동하는 동안 다리를 서로 가깝게 유지하고 발목-발 발바닥 굴근을 사용하여 발을 뾰족하게 유지한다.
- 3단계: 무릎 신근을 사용하여 구부러진 무릎을 곧게 펴고, 이어서 무릎 굴근의 원심성 수축을 사용하여 주로 중력에 의해 발생하는 무릎의 곧게 펴짐을 제어한다.

해부학

목표 근육

- 척추 신근: 척추 기립근(척추근, 장척근, 장늑근), 반척추근, 깊은 후방 척추 그룹
- 고관절 신근: 대둔근, 햄스트링(반막양근, 반건양근, 대퇴이두근)

동반 근육

- 전방 척추 안정근: 복횡근, 내복사근, 외복사근, 복직근
- 무릎 굴근: 햄스트링
- 무릎 신근: 대퇴사두근
- 발목-발 발바닥 굴곡근: 비복근, 가자미근
- 어깨 신근: 광배근, 대원근, 대흉근(흉골)
- 견갑골 내림근: 하부 승모근, 전거근(하부 섬유)
- 견갑골 외전근: 전거근

참고사항

싱글 레그 킥은 팔이 제공하는 추가적인 지지와 함께 척추 신근을 강조하는 중요한 코어 안정성 운동이다. 다리 움직임은 잠재적으로 고관절 신근 근육의 긴장도와 지구력의 이점을 제공한다. 무릎을 완전히 굽히면 대퇴사두근 근육 그룹에 역동적인 스트레칭이 제공될 수 있다. 어깨 신근, 견갑골 하강근 및 상부 척추 신근을 활성화하려면 팔뚝이 이 위치에서 아래로 눌러야 한다. 골반이 앞쪽으로 기울어지는 것을 방지하려면 복부를 강하게 활성화해야 한다. 복부 근육은 골반의 전방 경사를 제한하고 등의 가장 낮은 부분에서 과도한 확장을 방지함으로써 중요한 안정화 역할을 한다.

14
더블 레그 킥
Double Leg Kick

운동 목적

- 척추 신근의 근력과 지구력 향상, 대퇴사두근 강화, 유연성 향상

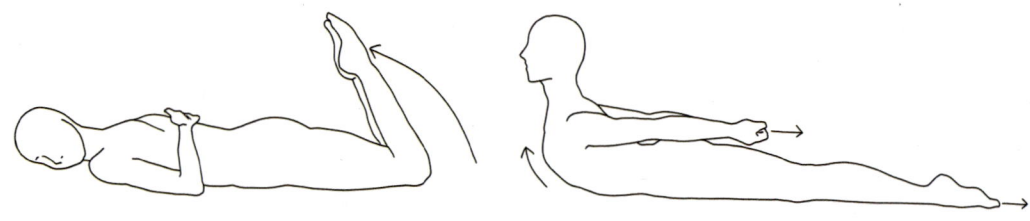

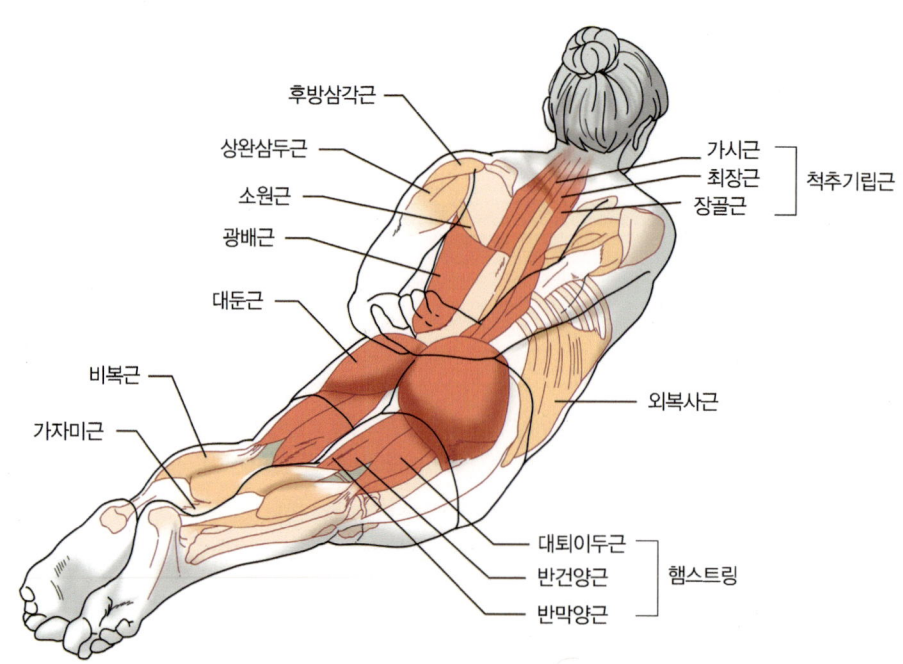

그림 44 더블 레그 킥(Double Leg Kick)

> **실시 방법**

- 시작 위치: 엎드려 누워서 턱을 매트 위에 올려놓은 다음 팔꿈치를 구부려 한 손의 손가락으로 반대쪽 손을 잡고 손등을 천골에 얹는다. 무릎은 곧게 펴고 양쪽 다리를 매트에서 약 2cm 정도 들어 올린다.
- 숨을 내쉬면서 양쪽 무릎을 가볍게 구부려 발뒤꿈치를 엉덩이 쪽으로 끌어당기면서 역동적으로 움직인다(그림 참조). 숨을 들이마시면서 매트에서 가슴을 들어 올리면서 팔꿈치를 곧게 펴고, 무릎을 펴고 발뒤꿈치를 천장을 향해 뒤로 뻗으면서 손을 발 쪽으로 뒤로 뻗는다(그림 참조). 이 순서를 6번 반복한다.
- 운동 전반에 걸쳐 하복부를 위쪽 및 안쪽으로 당겨 골반의 전방 경사를 제한하는 데 집중한다. 시작 위치에서 고관절 신근을 사용하여 다리를 매트에서 약간 들어 올리고 발목-발 발바닥 굴근을 사용하여 발을 향하게 한다.
- 2단계: 무릎 굴곡근이 무릎을 부드럽게 구부릴 때 무릎이 매트에서 떨어져 있는 상태를 유지한다. 발목을 모으고 발을 뾰족하게 유지하되 필요한 경우 무릎을 약간 벌린다.
- 3단계: 무릎 신근이 다리를 곧게 펴기 시작한 후 고관절 내전근을 사용하여 다리를 약간 당기는 데 집중한다. 다리를 뻗어 긴 라인을 만들면서 발을 가리키는 것을 강조한다. 다리를 곧게 펴면서 척추 신근을 사용하여 척추를 위에서 아래로 순차적으로 아치 모양으로 만들어 매트에서 가슴을 부드럽게 들어 올린다. 어깨 신근이 팔을 뒤로 올리고 팔꿈치 신근이 팔꿈치를 펴는 동시에 견갑골 내림근을 사용하여 견갑골을 약간 아래로 당긴다.

> **해부학**

목표 근육
- 척추 신근: 척추 기립근(척추근, 장척근, 장늑근), 반척추근, 깊은 후방 척추 그룹
- 고관절 신근: 대둔근, 햄스트링(반막양근, 반건양근, 대퇴이두근)

동반 근육
- 전방 척추 안정근: 복횡근, 내복사근, 외복사근, 복직근
- 고관절 내전근: 장내전근, 단내전근, 대내전근, 박근
- 무릎 굴근: 햄스트링
- 무릎 신근: 대퇴사두근
- 발목-발 발바닥 굴곡근: 비복근, 가자미근

- 어깨 신근: 광배근, 대원근, 후방 삼각근
- 견갑골 내림근: 하부 승모근, 전거근(하부 섬유)
- 팔꿈치 굴곡근: 상완이두근, 상완근
- 팔꿈치 신근: 상완 삼두근

참고사항

더블 레그 킥은 싱글 레그 킥과 밀접한 관련이 있으나 팔을 지지용으로 사용하지 않고 등과 다리를 반복적으로 들어올리기 때문에 더블 레그 킥은 척추 신근의 근력과 지구력을 향상시키는 데 보다 효과적인 자극을 제공한다. 양쪽 다리를 들어 올리면 복부 근육이 몸통 안정성을 유지하기가 어려워진다. 무릎 신근과 어깨 굴곡근에 역동적인 스트레칭을 제공할 수 있다. 몸 뒤로 팔을 곧게 펴면 어깨와 가슴이 늘어나고 흉추의 움직임이 향상된다. 몸이 원래 위치로 돌아오면 머리는 반대 방향으로 회전한다. 어깨를 아래로 유지하는 동작과 함께 머리를 옆으로 회전하면 목의 유연성과 가동성이 향상된다.

15
골반 리프트
Pelvic Lift

> **운동 목적**
>
> - 둔근과 햄스트링, 복부 근육과 분절의 통한 척추의 유연성 증대와 골반 안정화

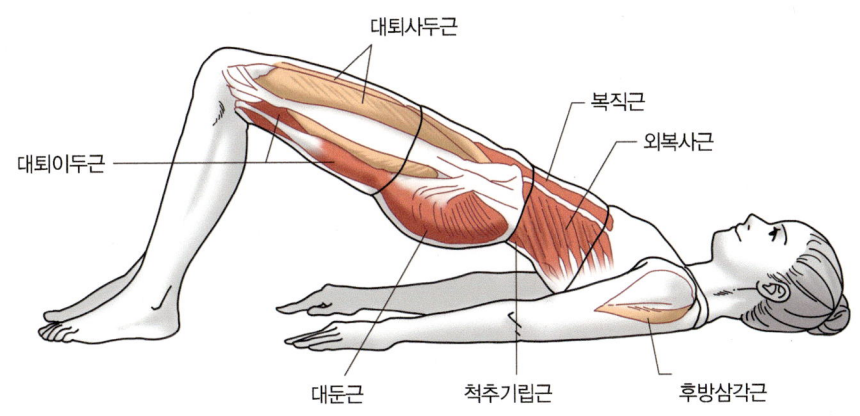

그림 45 골반 리프트(Pelvic Lift)

실시 방법

- 시작 위치: 발을 매트 위에 편평하게 놓고 무릎을 구부리고 엉덩이 너비로 벌린 채 반듯이 눕는다. 손바닥이 아래를 향하도록 팔을 옆에 놓는다. 중립 골반 위치를 유지하면서 목, 어깨, 허리 근육을 의식적으로 이완시킨다.

- 숨을 내쉬면서 복벽을 안쪽으로 당기고 골반과 아래쪽, 중간, 위쪽 등을 순차적으로 매트에서 천천히 들어 올린다. 숨을 들이마시면서 위쪽 몸통을 약간 더 들어 올려 어깨, 골반, 무릎을 통과하는 몸의 측면에 직선을 형성한다. 숨을 내쉬면서 천천히 몸통을 내리고 각 척추뼈를 연결하여 시작 위치로 돌아간다. 순서를 10회 반복한다.
- 2단계: 숨을 내쉬기 시작할 때 골반기저근을 위쪽으로 끌어당기고 복벽을 척추 쪽으로 끌어당긴다. 이렇게 하면 골반을 후방으로 기울이고 척추가 매트에서 말리면서 아래에서 위로 순차적으로 굴곡되는 다른 복부 근육을 사용하기 직전에 복횡근의 사용을 권장한다.
- 3단계: 팔을 매트 아래로 눌러 어깨 신근이 몸통 위쪽을 들어올리는 데 도움을 줄 수 있도록 한다. 또한 상부 척추 신근을 활성화하여 상부 몸통을 어깨와 무릎에 정렬하는 데 집중한다. 동작하는 동안 무릎은 앞쪽을 향하게 유지한다.

해부학

목표 근육

- 척추 굴곡근: 복직근, 외복사근, 내복사근
- 전방 척추 안정근: 복횡근
- 골반기저근(pelvic floor muscles): 미골근(coccygeus), 항문거근(levator ani)
- 고관절 신근: 대둔근, 햄스트링(반건양근, 반막양근, 대퇴이두근)

동반 근육

- 척추 신근: 척추 기립근
- 무릎 신근: 대퇴사두근
- 어깨 신근: 광배근, 대원근, 후방 삼각근

참고사항

골반 리프트는 깊은 골반 기저부와 복횡근을 활성화하는 데 집중하고, 골반과 척추를 순차적으로 관절화하는 방법을 배우는 데 도움이 될 수 있다. 이 운동에서 햄스트링 근육의 적절한 수축은 골반과 척추의 필요로 하는 관절을 위해 필수적이다. 척추 중립을 유지하려면 복부, 둔부 및 햄스트링이 함께 활성화되어야 하며, 이 운동은 고관절 신근을 강화하고 고관절 굴곡근을 늘려준다. 팔을 길게 뻗어 매트를 아래로 누르면 삼두근이 활성화되고, 가슴이 열리고 견갑골 정렬이 제공된다. 복부와 햄스트링의 조화로운 수축은 또한 골반 후방 경사에서 골반 상단을 뒤로 회전시키는 데 도움이 되는 중요한 역할을 한다.

16
푸시업
Push-Up

운동 목적

- 전신 운동에 있는 대부분의 근육을 사용, 굽은 등 교정, 견갑을 안정화 시켜주는 전거근을 효과적으로 단련을 목적으로 코어근육을 사용하여 최대한 천천히 실시한다.

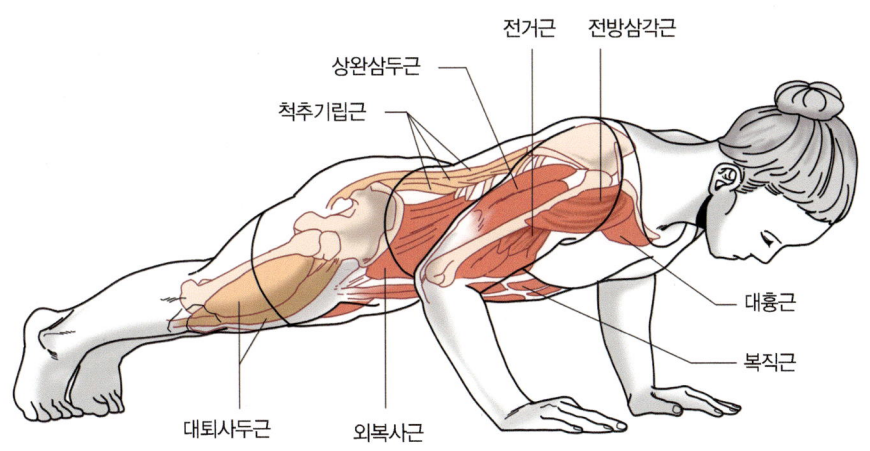

그림 46 푸시업(Push-Up)

실시 방법

- 시작 위치: 척추를 앞으로 구부리고 손바닥을 매트 위에 놓거나 유연성이 허용하는 한 매트에 가깝게 선 다음, 손바닥을 전면 지지대 앞으로 이동한다.
- 숨을 들이마시면서 팔꿈치를 구부리고 가슴을 매트 쪽으로 내린다.

- 숨을 내쉬면서 팔꿈치를 곧게 펴고 몸통을 전면 지지대까지 들어 올린다. 팔굽혀펴기를 두 번 더 수행한 다음, 엉덩이가 구부러지면서 시작 위치로 돌아오면서 손바닥을 뒤로 이동한다.
- 2단계: 팔꿈치 신근의 신장성 수축이 팔꿈치의 굽힘을 제어하고 어깨 굴곡근의 신장성 수축이 윗 팔의 후방 움직임을 제어하여 가슴이 가슴 쪽으로 낮아지게 되므로 팔꿈치를 옆구리에 가깝게 유지한다.
- 3단계: 팔꿈치 신근이 팔꿈치를 곧게 펴고, 어깨 굴곡근이 윗팔을 앞으로 가져와 가슴을 전면 지지대 방향으로 다시 들어 올린다. 전체 순서를 5회 반복한다.

해부학

목표 근육

- 전방 척추 안정근(복직근, 외복사근, 내복사근, 복횡근)
- 어깨 굴곡근(전방 삼각근, 대흉근), 오구상완근, 상완이두근(긴 머리)
- 견갑골 외전근(전거근, 소가슴근), 팔꿈치 신근(상완 삼두근)

동반 근육

- 척추 신근 및 후방 척추 안정근(척추기립근)
- 고관절 신전근(대둔근, 햄스트링)
- 고관절 굴곡근(장요근, 대퇴직근)
- 무릎 신근(대퇴사두근)
- 어깨 신근(광배근, 대원근, 대흉근)

참고사항

푸시업은 복부와 견갑골 외전근을 능숙하게 사용하여 중립 전면 지지대를 유지하는 방법을 배운다. 많은 사람들에게 체중은 어깨 굴곡근과 팔꿈치 신근에 중요한 근력 이점을 제공한다. 어깨 굴곡근은 일상생활이나 스포츠활동에서 팔을 앞으로 들어올리는 데 사용되며, 팔꿈치 신근은 밀거나 머리 위로 들어올리는 동작에 사용된다. 또한, 전방 지지대 안팎의 역동적인 움직임은 척추 굴곡에서 신전으로, 그리고 다시 굴곡으로의 조화로운 전환을 달성하기 위한 추가적인 핵심 과제를 제공한다.

17
수영
Swimming

운동 목적

- 척추 신근과 고관절 신근의 근 긴장도와 지구력을 증가

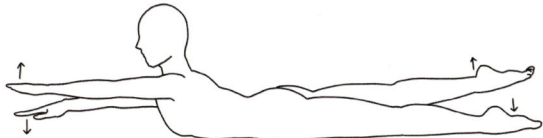

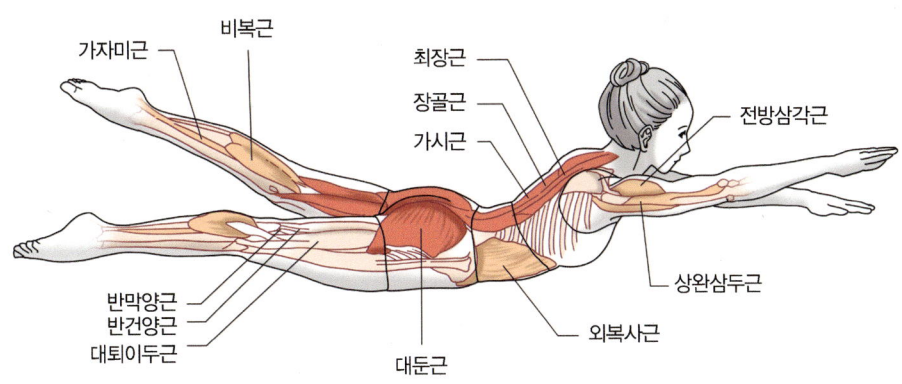

그림 47 수영(Swimming)

> **실시 방법**

- 시작 위치: 팔을 머리 위로 곧게 펴고 손바닥이 아래를 향하도록 눕는다. 가슴, 양팔, 양다리를 매트에서 살짝 들어올린다. 무릎은 곧게 발은 뾰족하게 뻗는다.
- 오른쪽 팔과 왼쪽 다리를 들어 올린다. 반대쪽 팔다리가 시작 위치로 돌아가면서 왼쪽 팔과 오른쪽 다리를 들어 올린다. 정해진 호흡 패턴 없이 자연스럽게 10번의 호흡 주기를 지속하면서 천천히 측면을 번갈아 가며 수행한다.
- 척추 신근을 사용하여 매트에서 가슴을 들어 올리면서 등 위쪽을 들어 올리고, 고관절 신근을 사용하여 다리를 들어 올린다. 동시에 견갑골 내림근을 사용하여 견갑골을 약간 아래로 당겨 과도한 상승을 방지하고 어깨 굴곡근은 팔이 매트에서 떨어지지 않도록 한다.
- 팔꿈치 신근은 팔꿈치를 직선으로 유지하고, 무릎 신근은 무릎을 직선으로 유지하며, 발목-발 발바닥 굴근은 발을 뾰족하게 유지한다. 이 도달력을 유지하면서 어깨 굴근과 어깨 신근, 고관절 신근과 고관절 굴근 사이의 조심스럽게 조화된 동작은 반대쪽 팔다리의 빠른 위아래 움직임을 만든다.

> **해부학**

목표 근육

- 척추 신근(spinal extensors) 및 회전근(rotators): 척추 기립근(척추근, 장척근, 장늑근), 반척추근, 깊은 후방 척추 그룹
- 고관절 신근: 대둔근, 햄스트링(반막양근, 반건양근, 대퇴이두근)

동반 근육

- 전방 척추 안정근: 복횡근, 내복사근, 외복사근, 복직근
- 고관절 굴곡근: 장요근, 대퇴직근
- 발목-발 발바닥 굴곡근: 비복근, 가자미근
- 무릎 신근: 대퇴사두근
- 발목-발 발바닥 굴곡근: 비복근, 가자미근
- 어깨 굴곡근: 전면 삼각근, 대흉근(쇄골)
- 어깨 신근: 광배근, 대원근, 대흉근(흉골)
- 견갑골 내림근: 하부 승모근, 전거근(하부 섬유)
- 팔꿈치 신근: 상완 삼두근

> **참고사항**

수영은 척추 신근을 강조하는 중요한 안정성 운동이지만 접근 방식이 다르다. 척추 신근이 적극적으로 수축하여 척추가 매트에서 떨어지지 않도록 하는 동안 몸의 반대편에 있는 한쪽 다리와 한쪽 팔의 움직임은 같은 방향으로 수행한다. 이러한 유형의 사지 움직임은 운동 발달의 중요한 측면이며 걷기 및 달리기와 같은 많은 필수 움직임에 사용된다.

왼쪽 다리가 더 높게 들리면 아래쪽 몸통이 왼쪽으로 회전하고 오른팔이 더 높이 올라가면 몸통 위쪽이 오른쪽으로 회전하는 경향이 있다. 몸통을 원하는 고정 위치로 유지하려면 왼쪽 요추 다열근과 같은 척추 신근의 회전 작용을 불러와 오른쪽 요추 회전 작용을 하고 오른쪽 반척추근과 왼쪽 흉추 회전 작용을 불러와야 한다. 척추기립근은 다열근과 반극근에 의해 생성된 회전 방향의 반대인 같은 방향으로 회전을 생성하므로 척추기립근의 구성 요소도 반대쪽에서 작동한다. 따라서 수영은 몸통의 회전 안정성을 키울 수 있다.

근육 작용의 정의와 관련 주요 용어 요약

형태	목표 근육
헌드레드	■ 주요 근육 초점: 척추 굴곡근(복부), 깊은 목 굴곡근, 전거근, 고관절 굴곡근. ■ 2차 근육 집중: 전방 척추 안정근, 고관절 내전근, 무릎 신근, 발목-발 발바닥 굴곡근, 어깨 신근, 어깨 굴곡근, 팔꿈치 신근.
\multicolumn{2}{코어 강화, 다리와 고관절 강화 및 스트레칭}	
싱글 레그 서클	■ 주요 근육 초점: 전방 척추 회전근 및 안정근, 후방 척추 회전근 및 안정근, 고관절 굴곡근, 고관절 신근, 고관절 외전근, 고관절 내전근, 고관절 회전근, 햄스트링, 무릎 신근. ■ 이차 근육 집중: 견갑골, 팔 신근, 발목발 발바닥 굴근, 발목-발 배측 굴곡근.
싱글 레그 뻗기	■ 주요 근육 집중: 척추 굴곡근(복부), 깊은 목 굴곡근, 견갑골 안정근, 고관절 굴곡근, 고관절 신근, 햄스트링. ■ 2차 근육 집중: 전방 척추 안정근, 무릎 신근, 발목-발 발바닥 굴곡근, 어깨 굴곡근, 어깨 신근, 팔꿈치 굴곡근, 팔꿈치 신근.
더블 레그 뻗기	■ 주요 근육 집중: 척추 굴곡근, 깊은 목 굴근, 견갑골 안정근, 팔 회전근(회전근개 근육), 가슴 근육, 고관절 굴곡근, 고관절 신근. ■ 2차 근육 초점: 전방 척추 안정근, 고관절 내전근, 무릎 신근, 발목-발 발바닥 굴곡근, 무릎 굴곡근, 어깨 굴곡근, 팔꿈치 굴곡근, 팔꿈치 신근
싱글 스트레이트 레그 뻗기	■ 주요 근육 집중: 척추 굴곡근, 깊은 목 굴곡근, 고관절 굴곡근, 햄스트링. ■ 2차 근육 집중: 전방 척추 안정근, 고관절 신근, 무릎 신근, 발목-발 발바닥 굴곡근, 어깨 굴곡근.
\multicolumn{2}{다리, 고관절, 발의 근력, 유연성, 정렬 및 균형}	
사이드 킥	■ 주요 근육 초점: 척추 측면 굴곡근 및 안정근(외복사근, 내부 경사근, 요방형근, 척추 기립근, 반척추근, 심부 후방 척추 그룹, 복직근, 복횡근), 고관절 외전근. ■ 2차 근육 집중: 고관절 굴곡근, 고관절 신근, 무릎 신근, 발목-발 발바닥 굴곡근.
옆으로 누운 운동: Hot Potatoes와 다리 서클	■ Hot Potatoes(코어를 작동시키기 위해 발을 두드리는 것) 근육 집중: 전방 및 후방 척추 안정 장치. 엉덩이의 내부 회전 근육, 중둔근 및 소둔근. ■ 다리 원 근육 집중: 전방 및 후방 척추 안정 장치. 고관절 굴곡근, 고관절 회전근, 고관절 외전근, 고관절 내전근, 발목 안정근, 무릎 안정근, 고관절 안정근.
\multicolumn{2}{척추 유연성}	
롤업	■ 주요 근육 집중: 척추 굴곡근, 척추 신근, 고관절 굴곡근, 고관절 신근, 햄스트링. ■ 2차 근육 집중: 척추 안정근, 발목-발 배측 굴근, 어깨 굴근, 어깨 신근, 견갑골 내림근 및 팔꿈치 신근.
공처럼 굴러가기	■ 주요 근육 초점: 척추 굴곡근, 전방 안정근, 고관절 굴곡근. ■ 2차 근육 집중: 고관절 내전근, 어깨 신근, 팔꿈치 굴곡근.
척추 트위스트	■ 주요 근육 집중: 척추 회전근, 전방 척추 안정근, 등 신근. ■ 2차 근육 집중: 발목-발 배측 굴곡근, 어깨 외전근, 팔꿈치 신근, 견갑골 내전근.

고양이 스트레칭	■ 주요 근육 초점: 척추 신근, 광배근, 복직근, 장요근, 봉근근, 척추 안정근, 전방 삼각근. ■ 2차 근육 초점: 승모근, 후삼각근, 가지삼두근, 가지삼두근, 전거근, 다열근, 대퇴이두근(햄스트링에서) 및 중간광근, 외측광근, 대퇴직근(사두근에서).
척추 스트레칭	■ 주요 근육 집중: 척추 신근, 척추 굴곡근, 햄스트링, 요근, 고관절 굴곡근. ■ 2차 근육 집중: 전방 척추 안정근, 고관절 신근, 발목-발 배측 굴곡근, 어깨 굴곡근, 팔꿈치 내전근.
가슴을 열고 어깨, 등을 강화하고 척추 확장	
백조 준비, 백 익스텐션	■ 백조 준비. 주요 근육 집중: 척추 신근, 견갑골 하강근, 고관절 신근. 2차 근육 초점: 전방 척추 안정근, 발목-발 발바닥 굴근 ■ 백 익스텐션. 주요 근육 집중: 척추 신근, 팔꿈치 신근. 2차 근육 초점: 전방 척추 안정근, 고관절 신근, 어깨 내전근.
싱글 레그 킥	■ 주요 근육 집중: 척추 신근, 고관절 신근, 햄스트링, 대퇴사두근, 가슴 근육, 견갑골 내림근. ■ 2차 근육 집중: 전방 척추 안정근, 무릎 굴곡근, 무릎 신근, 발목-발 발바닥 굴곡근, 어깨 신근.
더블 레그 킥	■ 주요 근육 집중: 척추 신근, 요추 신근, 고관절 신근, 햄스트링, 능형근, 중승모근, 가시하근, 소원근. ■ 2차 근육 집중: 전방 척추 안정근, 고관절 내전근, 무릎 굴근, 무릎 신근, 발목-발 발바닥 굴근, 어깨 신근, 가슴 근육, 견갑골 내림근, 팔꿈치 굴근, 팔꿈치 신근.
골반 리프트	■ 주요 근육 집중: 후방 척추 안정근, 전방 척추 안정근, 고관절 신근, 요근, 햄스트링, 광배근. ■ 2차 근육 집중: 어깨 신근, 견갑골 내전근.
푸시업	■ 주요 근육 집중: 전방 척추 안정근(복직근, 외복사근, 내복사근, 복횡근), 어깨 굴곡근(전방 삼각근, 대흉근), 오구상완근, 상완이두근(긴 머리), 견갑골 외전근(전거근, 소가슴근), 팔꿈치 신근(상완 삼두근) ■ 2차 근육 집중: 척추 신근 및 후방 척추 안정근(척추기립근), 고관절 신전근(대둔근, 햄스트링), 고관절 굴곡근(장요근, 대퇴직근), 무릎 신근(대퇴사두근), 어깨 신근(광배근, 대원근, 대흉근)
등 신근 및 몸통 안정성	
수영	■ 주요 근육 집중: 척추 신근, 회전근, 고관절 신근. ■ 2차 근육 집중: 전방 척추 안정근, 고관절 굴곡근, 무릎 신근, 발목-발 발바닥 굴곡근, 어깨 굴곡근, 어깨 신근, 견갑골 내림근, 팔꿈치 신근.

측정 평가

고관절 근력 테스트

테스트 목적
- 고관절의 가동범위와 비대칭 유무를 확인

실시 방법
- 시작 위치: 팔을 머리 위로 곧게 펴고 손바닥이 아래를 향하도록 눕는다. 가슴, 양팔, 한쪽 다리를 들어올려 반대쪽 허벅지 위에 올린다.
- 테스트 위치: 측면에 서서 다리를 뻗은 쪽 골반을 한쪽 손으로 고정시킨 후 반대쪽 손으로 무릎 내측을 눌러 가동범위 감소나 저항이 있는지 확인한다.
 (반대 방향으로 교차하여 실시한다)

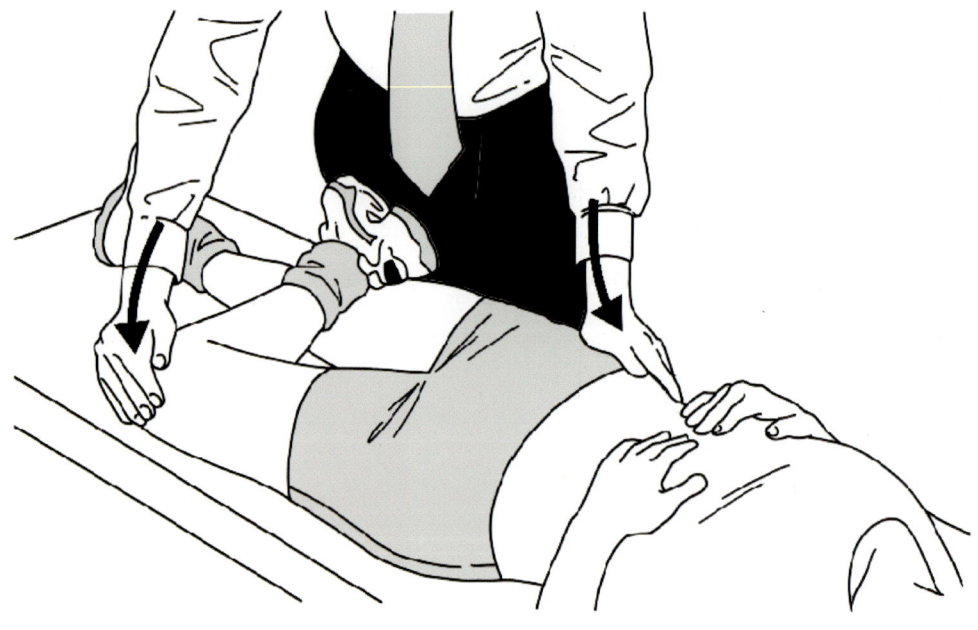

고관절 근력 테스트

테스트 목적
- 고관절의 가동범위와 비대칭 유무를 확인

실시 방법
- 시작 위치: 팔을 머리 위로 곧게 펴고 손바닥이 아래를 향하도록 눕는다. 가슴, 양팔, 한쪽 다리를 90° 각도로 구부려 들어 올린다.
- 테스트 위치: 측면에 서서 구부린쪽 다리의 무릎 위와 정강이를 잡고 다리를 뒤로 움직여 가동범위 감소나 저항이 있는지 확인한다.
(반대 방향으로 교차하여 실시한다)

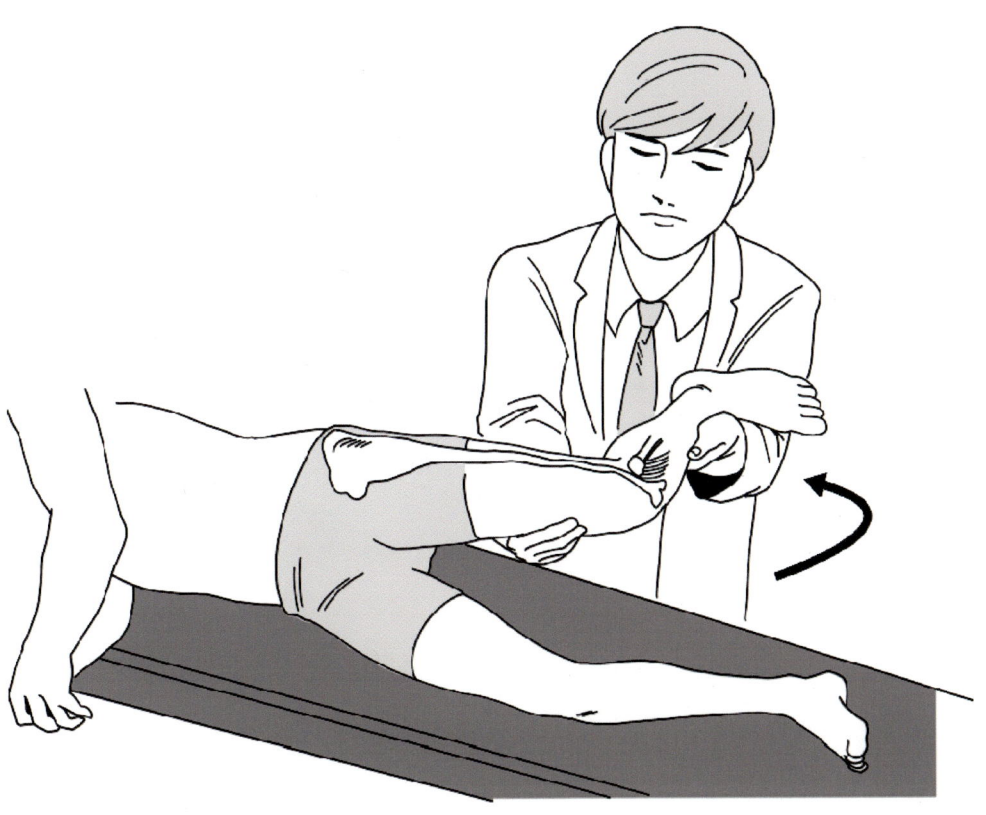

측정 평가

고관절 근력 테스트

테스트 목적
- 고관절의 가동범위와 비대칭 유무를 확인

실시 방법
- 시작 위치: 팔을 머리 위로 곧게 펴고 손바닥이 아래를 향하도록 하여 측면으로 눕는다. 가슴, 양팔, 골반을 바닥에 고정시키고 양쪽 다리를 측면으로 들어올린다.
- 테스트 위치: 측면에 서서 내측 허벅지를 잡고 다리를 들어올리는 가동범위 감소나 근력의 감소가 있는지 확인한다.
 (반대 방향으로 교차하여 실시한다)

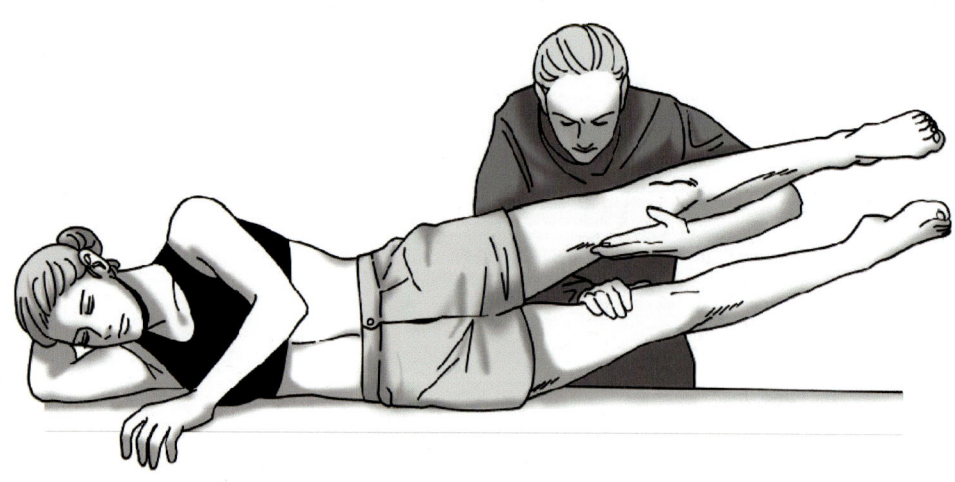

고관절 근력 테스트

테스트 목적
- 고관절의 가동범위와 비대칭 유무를 확인

실시 방법
- 시작 위치: 엎드려 누운자세로 손등을 이마 위에 대고 손바닥이 아래를 향하도록 하여 바로 눕는다. 가슴, 양팔, 골반을 바닥에 고정시키고 양쪽 다리를 엉덩이 방향으로 들어 올린다.
- 테스트 위치: 다리 쪽이나 측면에 서서 양발의 뒤꿈치 위치가 일치하는지 확인한다. 또한 골반의 가동범위 감소나 근력의 감소가 있는지 확인한다.

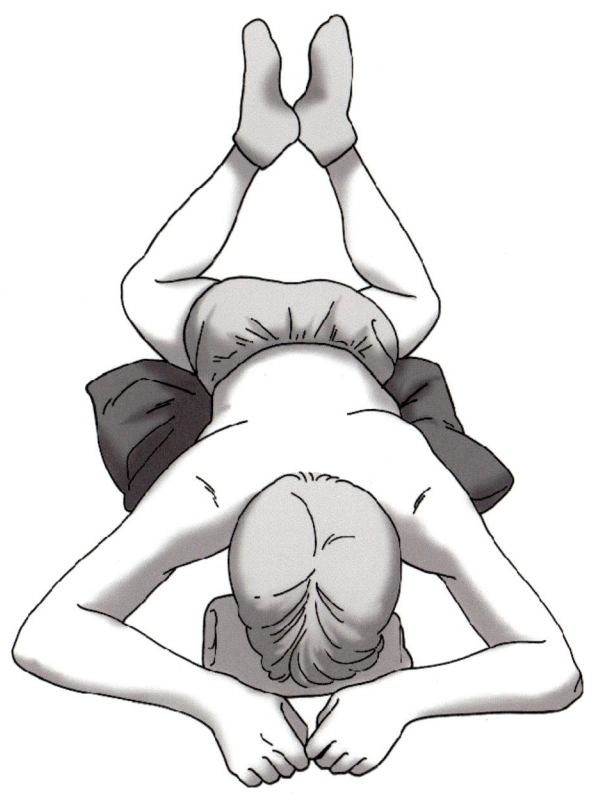

참고 문헌

비주얼 인체해부학. 대경북스, 김용수 외 편저

스포츠의과학대사전. 대경북스, 스포츠의과학대사전 편집 포럼

인체의 신비전. 삼립인쇄, 정영채, 조사선, 차선용 번역

퍼펙트 볼 운동. 광림, 임완기, 박진홍, 임승길, 한형구 공저

필라테스 아나토미. 푸른솔, 라엘 아이자코비츠 캐런 클리핑어 지음.
　　　　　　　　 이지혜, 오재근, 최세환, 한규조 옮김

해부학적 치료도해 Anatomy trains. 현문사, Thomas W. M, 한국임상요가학회 공저

Kinesiology of the musculoskeletal system. Mosby, Donald A. Neumann